La pirámide
de la longevidad

La pirámide de la longevidad

Maria Puntí

VERGARA

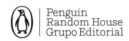

Penguin
Random House
Grupo Editorial

Primera edición: febrero de 2024

© 2024, Maria Puntí Rodá
Derechos de edición negociados a través de Asterisc Agents
© 2024, Penguin Random House Grupo Editorial, S. A. U.
Travessera de Gràcia, 47-49. 08021 Barcelona
© 2024, Antonio Hernández, por el prólogo

Printed in Spain – Impreso en España

ISBN: 978-84-19248-95-4
Depósito legal: B-21.358-2023

Compuesto en Llibresimes, S. L.

Impreso en Black Print CPI Ibérica
Sant Andreu de la Barca (Barcelona)

VE 4 8 9 5 4

ÍNDICE

AGRADECIMIENTOS

Quisiera expresar mi agradecimiento a mis padres por su apoyo incondicional y todos los esfuerzos invertidos en mi educación a lo largo de mi vida. Os estaré eternamente agradecida por permitirme la libertad de explorar y descubrirme sin juicios.

A mi pareja, por todo el amor y el apoyo recibido durante la escritura de este libro.

También quisiera agradecer a todo mi equipo de trabajo: nutricionistas, psicólogas, entrenadores personales, equipo médico y equipo de comunicación. Soy una gran afortunada por poder compartir esta bonita profesión con personas tan apasionadas y con ganas de crear un mundo mejor.

Deseo expresar mi agradecimiento de manera especial a todas las personas que han confiado en mi trabajo como terapeuta y he tenido la gran suerte de poder asesorar en mi consulta a lo largo de todos estos años.

También quisiera agradecer el apoyo y la amistad demostrada en todo momento por mi psicóloga Montse y, por supuesto, por la ayuda recibida en la revisión del libro. Eres luz. Mis sinceros agradecimientos a mi amigo y referente Alberto, profesor de profesores, por tu ayuda en la revisión de este proyecto.

Sin duda alguna, mi especial agradecimiento a ti, lector o lectora, por escoger este libro y brindarme la oportunidad de entregarte todo aquel conocimiento que he aprendido en estos años.

A todas las personas mencionadas, mis más sinceros agradecimientos.

PRÓLOGO

Conocí a Maria en el año 2018 en un seminario que impartí en Barcelona. Si hay algo que recuerdo de ese evento, es que Maria fue la persona que más levantó la mano para hacer preguntas y que siguió las explicaciones de mi presentación con asombro y pasión. Después de conocerla ese día y tener conversaciones de todo tipo en las semanas siguientes, especialmente sobre el metabolismo, la microbiota y la hormonoterapia, sentí una fuerte intuición de que estaba ante una apasionada de la salud integral.

En tiempos en los que la medicina y la ciencia están experimentando una revolución en cuanto a la sensibilidad de los diagnósticos y al conocimiento exacto de cada ruta fisiológica y molécula relacionada con las patologías, vivimos en una crisis donde la visión global, integral y multifactorial de las enfermedades se está perdiendo.

A lo largo de los años, Maria se ha convertido en una figura emergente en el ámbito de la salud en España, a pesar de su corta edad. Ella sabe abordar con gentileza el diagnóstico integral de sus pacientes y comprende la importancia de mantener el equilibrio en los diferentes sistemas fisiológicos del cuerpo, es decir, respetar la homeostasis.

Este libro refleja perfectamente la visión de la medicina integral y el trabajo multidisciplinario que Maria y su equipo realizan a diario.

En estas páginas encontrarás una comprensión sólida de por qué el estrés, una de las principales afecciones del siglo XXI, indirectamente afecta a múltiples procesos fisiológicos en el cuerpo. En un momento en el que a menudo somos reduccionistas y buscamos soluciones rápidas en forma de fármacos o suplementos, olvidamos que muchos de los síntomas que experimentamos están relacionados con el estrés físico y emocional que nuestro cuerpo no logra compensar adecuadamente. Esto conduce a desequilibrios en el cortisol, neurotransmisores y otras hormonas, que Maria detalla minuciosamente en el libro.

Además, a lo largo de estas páginas encontrarás una guía práctica sobre cómo comer sin obsesionarte con las calorías y cómo distribuir de manera coherente los diferentes macronutrientes en tu día a día.

Maria, apasionada por comprender la importancia de preservar la integridad del sistema gastrointestinal, te enseñará las herramientas clave para mantener su equilibrio adecuado y cómo esto afecta indirectamente al funcionamiento del sistema nervioso y, por lo tanto, a los procesos cognitivos y psicológicos.

También se abordan temas que han cobrado cada vez más importancia en la ciencia en los últimos años, como el respeto de los ritmos biológicos circadianos y la inclusión de sesiones de ejercicio aeróbico y anaeróbico en la semana. En resumen, este libro ofrece explicaciones sencillas pero precisas sobre por qué, a pesar de vivir más tiempo, la calidad de vida humana está en crisis, y cómo, con consejos y herramientas simples que puedes incorporar en tu rutina diaria sin obsesionarte, puedes lograr un equilibrio sostenible en tu salud global.

DR. ANTONIO HERNÁNDEZ

INTRODUCCIÓN

El concepto de la longevidad saludable

El deseo de vivir más años ha sido uno de los mayores anhelos del ser humano desde la Antigüedad. Gracias al desarrollo de la salud pública y de los avances sociales, económicos y médicos hemos conseguido que la esperanza de vida se haya incrementado considerablemente en los últimos años. A principios del siglo xx la esperanza de vida era de treinta y dos años, mientras que en la actualidad la media está en setenta años. ¡Es muchísimo! Sin embargo, parece que hemos pasado por alto algo muy importante: la calidad de vida con la que vivimos esos años de más.

Sabemos que muchas enfermedades que antes eran mortales ahora ya no lo son gracias al descubrimiento de nuevas vacunas, medicamentos y mejores medidas higiénicas. Aun así, la prevalencia de las enfermedades crónico-inflamatorias ha ido *in crescendo* de manera notable en estos últimos años. Y lo verdaderamente preocupante es que cada vez son personas más jóvenes quienes las sufren.

Cuando hablamos de enfermedades crónico-inflamatorias, también conocidas como «enfermedades modernas», nos referimos a aquellas afecciones no infecciosas, de larga duración y que cursan con inflamación persistente en los tejidos. Algunos ejemplos son las enfermedades autoinmunes, neurodegenerativas, el asma, las cardiopatías o el cáncer. Gracias a los avances en investigación científica, sabemos que, en muchas ocasiones, aunque exista cierta predisposición genética, el estilo de vida es fundamental en su prevención y tratamiento.

Cuando hablamos de calidad de vida en el ámbito de la salud, hablamos del bienestar emocional, físico y de la preservación de las habilidades funcionales. Claro que podemos vivir noventa y cinco años, pero ¿de qué manera? No tiene sentido centrarnos en vivir más, debemos centrarnos en vivir sin dolor, conservando nuestra vitalidad y alegría hasta el final de nuestros días.

Por ejemplo, sabemos que construir una buena masa muscular en la juventud haciendo ejercicio físico reducirá mucho más el riesgo de lesiones y caídas en la vejez, ayudándote a preservar una mayor autonomía. ¿Quieres ser un abuelo que vive sus últimos veinte años de vida en la cama, que va en silla de ruedas y que no puede hacer nada por sí solo? ¿O querrías ser un abuelo que puede agacharse a coger a sus nietos, ducharse y salir a caminar valiéndose por sí mismo? Está claro que no solo queremos vivir más años, sino envejecer con calidad de vida.

Y esto no es solamente importante en la vejez. Resulta alarmante observar en la consulta a tantísima gente joven que con apenas treinta años vive con dolor crónico y se medica con multitud de fármacos para la ansiedad, la depresión o el dolor de tripa, de cabeza o articular. Estamos creando una sociedad cada vez más enferma y dependiente de fármacos, y es injusto que no se insista en concienciar a la población de que la gran mayoría de los fármacos podrían evitarse si se llevaran a cabo cambios en el estilo de vida.

Por esta misma razón, en este libro he querido enfocarme en el concepto de «longevidad saludable», es decir, retrasar el envejecimiento conservando la mejor calidad de vida posible.

Eso sí, para ello es necesario poner las prioridades donde corresponde. En mi consulta compruebo que muchas personas se gastan una fortuna en tratamientos estéticos y en suplementos «para prevenir el envejecimiento», pero que no han cambiado ni uno de sus hábitos, que son los que realmente impactan en la longevidad: la alimentación, el ejercicio físico y la salud psicoemocional. Si no tenemos estos tres pilares bien asimilados e instaurados en nuestra rutina, cualquier tratamiento o pastilla va a ser en vano y significará empezar la casa por el tejado.

En las próximas páginas descubriremos cuáles son las regiones más longevas del mundo y aquellas con menor prevalencia de enfermedades crónico-inflamatorias, para así descubrir los secretos de la longevidad saludable: ¿Qué es lo que comen? ¿Por qué no sufren estas enfermedades? ¿Qué hábitos tienen? Acompañado todo ello de múltiples estudios científicos, vamos a comprender qué podemos hacer en nuestro día a día para cuidar de nuestra salud.

¿CÓMO VIVIR MÁS AÑOS?

Sabemos que alrededor del 25 por ciento de la variación en la duración de la vida humana está determinada por la genética. Sin embargo, la vida útil de los organismos vivos es muy flexible y vulnerable a los factores fisiológicos internos y a las condiciones ambientales. A este fenómeno lo llamamos «epigenética»: según nuestros hábitos de vida, podemos alterar la expresión y la supresión de los genes que van a contribuir significativamente a la longevidad esperada de la vida. Uno de los genes más estudiados relacionados con la longevidad es SIRT1. Sabemos que una mayor expresión de SIRT1 tiene un efecto protector frente al estrés oxidativo, el cáncer y la regulación del metabolismo de los lípidos. Otros genes como el APOE o p53 son protectores frente a la aterosclerosis, la enfermedad de Alzheimer o el cáncer.

Un claro ejemplo del concepto de «epigenética» lo podemos observar en un estudio reciente sobre el efecto de SIRT1 en las enfermedades neurodegenerativas. Los investigadores descubrieron que el ejercicio regular da como resultado una adaptación sistémica que restaura el nivel de SIRT1 en el riñón, el hígado y el cerebro en pacientes con enfermedades neurodegenerativas, y, por lo tanto, normaliza los procesos metabólicos celulares que podrían ayudar a atenuar la gravedad de estas enfermedades. En el apartado de «Bibliografía» puedes encontrar todos los estudios a los que aludo en este libro.

En otros estudios se ha observado, por ejemplo, que el

consumo frecuente de crucíferas (brócoli, coliflor, coles de Bruselas...), debido a su alta concentración de sulforafano, puede activar el factor de transcripción Nrf2. La liberación de este factor desencadena una respuesta antioxidante y protectora del cuerpo frente al estrés oxidativo, que se relaciona con una mayor longevidad. Como ves, tenemos muchísimo más poder sobre nuestros genes del que nos han hecho creer, y no es tanto una cuestión de mala suerte. Por esta razón insisto en que debes tratar tu cuerpo como si fuera un tesoro. Si no lo haces, si lo tratas como un cubo de basura y lo fuerzas hasta extenuarlo, se quejará con dolores, fatiga y enfermedad.

¿QUÉ DEBEMOS HACER PARA CUIDARNOS? ¿QUÉ CONCEPTOS DEBEMOS CONOCER CUANDO BUSCAMOS TENER UNA LONGEVIDAD SALUDABLE?

Las herramientas que aplicamos cuando hablamos de «longevidad» son aquellas que nos ayudarán a mantener intacta la estabilidad del genoma. Para ello necesitamos fomentar un ambiente óptimo en nuestro organismo con el fin de que nuestras células estén en perfecto estado y que nuestro ADN, localizado en las mitocondrias y el núcleo de las células, quede bien protegido. El ADN genómico intacto es esencial para mantener la homeostasis (el equilibrio) de las actividades vitales a nivel de célula, tejido y órgano. Los ácidos nucleicos (que componen el

ADN) son extremadamente vulnerables a la inflamación, a la falta de nutrientes, al estrés oxidativo, a la quimioterapia y a la exposición a las radiaciones. El ADN, además, está protegido por nuestros telómeros. Estos se hallan situados en los extremos de los cromosomas, donde se enrolla el ADN, a modo de tapones protectores, como puedes ver en la imagen. Según informes basados en modelos experimentales, se sabe que la longitud total y la tasa de acortamiento de los telómeros está relacionada con la expectativa de edad. A mayor longitud de nuestros telómeros, mayores posibilidades de tener una

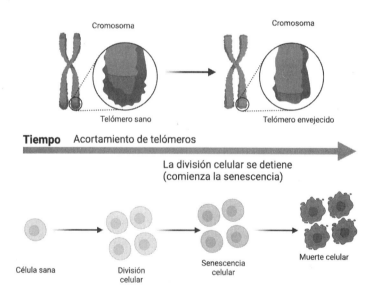

Figura 1: Acortamiento de los telómeros y senescencia celular. Fuente: elaboración propia. Creado con BioRender.com.

longevidad saludable. Además de la edad, los factores ambientales y de estilo de vida afectan considerablemente también a la prolongación de nuestra existencia.

INFORMACIÓN EXTRA:

Algunos parámetros analíticos que podemos utilizar para evaluar la inflamación de bajo grado en los exámenes de sangre y que se relacionan con el envejecimiento prematuro son factor de necrosis tumoral alfa (TNF-α), interleucina-6 (IL-6), velocidad de sedimentación (VSG), fibrinógeno y la proteína C reactiva ultrasensible (PCR-us).

¿QUÉ ES ESO DE LA INFLAMACIÓN?

Algunas personas me dicen en la consulta: «Pero, Maria, ¿qué es eso de la inflamación? Yo no tengo fiebre... ¿Puedo estar inflamado?». La inflamación es una respuesta normal del sistema inmunológico ante infecciones y lesiones en el cuerpo. Hay dos tipos principales de inflamación: aguda y crónica. Aunque ambas involucran respuestas inmunológicas, difieren en su duración, características y efectos en el organismo.

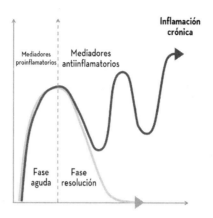

Figura 2: Dinámica de la respuesta inflamatoria en la inflamación crónica. © 2019, adaptación de C. Barning et al.

Inflamación aguda

La inflamación aguda es una respuesta rápida y de corta duración del sistema inmunológico ante una lesión o infección. Suele comenzar inmediatamente después de la lesión y generalmente dura unos pocos días. Los signos clásicos de inflamación aguda incluyen rubor, fiebre, hinchazón y dolor. También podemos sentir fatiga temporalmente, puesto que toda la energía se utiliza para el buen funcionamiento del sistema inmunitario y la reparación de los tejidos.

La inflamación aguda es necesaria y beneficiosa, ya que ayuda al cuerpo a eliminar patógenos, reparar tejidos dañados y sanar heridas. Una vez que la causa subyacente se resuelve, la respuesta inflamatoria disminuye a los pocos días y el cuerpo regresa a su estado original.

Inflamación crónica

La inflamación crónica, en contraste, es una respuesta inflamatoria prolongada que puede persistir durante meses o incluso años. A menudo, es menos intensa que la inflamación aguda, pero puede ser constante y silenciosa, lo que significa que no se manifiesta con los síntomas clásicos de la inflamación aguda.

Los síntomas incluyen fatiga persistente, infecciones frecuentes, dolor articular, neblina mental, problemas de memoria, problemas digestivos, intolerancias alimentarias, picores en la piel, ansiedad y depresión, entre otros.

La inflamación crónica puede surgir debido a varios factores, como infecciones persistentes (parásitos, virus, bacterias...), exposición a toxinas ambientales, respuesta autoinmune desregulada o factores de estilo de vida, como la dieta poco saludable y el estrés crónico. A diferencia de la inflamación aguda, la inflamación crónica puede ser perjudicial para el cuerpo, ya que se ha asociado con diversas enfermedades crónicas, como el síndrome de fatiga crónica, la fibromialgia, enfermedades cardiacas, diabetes tipo 2, enfermedades autoinmunes, ciertos tipos de cáncer y trastornos neurodegenerativos.

Esto es debido a que el aumento de radicales libres y la inflamación desestabilizan a nuestras células. Estos compuestos andan a sus anchas por nuestro cuerpo robando átomos de la capa exterior de células sanas, alterando el ADN y acortando sus telómeros. Este fenómeno se relaciona con el envejecimiento prematuro y una senescencia ace-

lerada del sistema inmunitario, haciéndonos más susceptibles a sufrir infecciones o enfermedades autoinmunes.

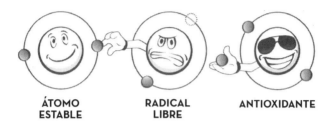

ÁTOMO   RADICAL   ANTIOXIDANTE
ESTABLE   LIBRE

Figura 3. Teoría de los radicales libres del envejecimiento.

Distintos estudios científicos demuestran que las personas de larga vida tienen un perfil inflamatorio menor
(menores niveles de interleucina-6 y proteína C reactiva) y
mayores niveles de protección frente a la inflamación a través de una mayor respuesta antiinflamatoria. De nuevo, nos
confirma que mantener la inflamación bajo control es el
principal objetivo para tener una longevidad saludable.

¿Y cómo reducimos la inflamación de bajo grado? Es-
tableciendo prioridades mediante el ajuste de todos los pilares que componen la pirámide de la longevidad saludable:

• Salud emocional.
• Nutrición inteligente.
• Salud digestiva.
• Ejercicio físico.
• Regulación de los ritmos circadianos.
• Contacto con la naturaleza.

Te presento, pues, la pirámide de la longevidad saludable que he creado para mis queridos lectores y así facilitar la compresión de los conceptos involucrados en la longevidad saludable.

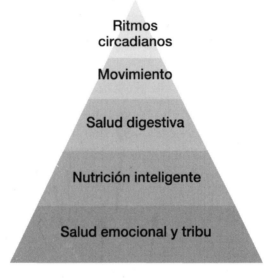

Figura 4. La pirámide de la longevidad saludable. Fuente: elaboración propia.

En estas páginas no voy a decirte que lo haces todo mal ni a alarmarte para llamar tu atención, faltaría más, ya estamos saturados de este tipo de divulgación catastrófica y basada en el miedo. Tampoco busco que sea un libro más de nutrición en tu escritorio: quiero darte todas las herramientas que tengo a mano para que cuides de tu salud priorizando lo importante. Así, podrás empezar la casa por los cimientos de una manera fácil de aplicar en tu día a día.

1

ESTRÉS, EL ASESINO SILENCIOSO

Sonríe, respira y ve despacio.

Thich Nhat Hanh

¿Es la dieta el factor determinante en la longevidad?

Como profesional de la salud, no me extraña que estés confundido respecto a lo que tienes que hacer para cuidar de ti y prevenir la aparición de enfermedades. Una de las primeras ideas que nos viene a la cabeza cuando hablamos de longevidad es la dieta.

Las redes sociales están repletas de información, muchas veces contradictoria, que acaba por agobiarnos, e incluso nos hace sentir muy perdidos. ¿Te suena eso de que parece que «ya no se puede comer de nada»? Unos dicen que la carne es cancerígena, otros que la leche es muy mala y otros que los huevos colapsan las arterias. ¡Es comprensible que te hagas un lío!

De entrada, debemos comprender que no hay, ni habrá jamás, una dieta universal para todos los seres humanos, es imposible. El metabolismo y el sistema inmunitario de cada persona responde de manera distinta ante los alimentos. Además, cada uno de nosotros tiene unas necesidades, un metabolismo y una genética individuales. No podemos pretender que exista un tipo de alimentación igual para todas las personas.

Te voy a poner un ejemplo: Juan, que tiene cierto sobrepeso y su día a día es muy sedentario, no debería llevar la misma nutrición que Alma, que hace ejercicio físico cinco días a la semana, tiene una correcta masa muscular, un trabajo muy activo y es intolerante a la lactosa. Las necesidades y estado de salud de cada sujeto son muy distintas y, por lo tanto, la nutrición será diferente. Muy probablemente si Juan se alimentara como Alma, y viceversa, ambos se encontrarían mal e incómodos.

No obstante, existen ciertos alimentos de los que tenemos la certeza de que sí son perjudiciales para todos a largo plazo. Por ejemplo, la gran mayoría de los nutricionistas y dietistas estamos de acuerdo en que el consumo habitual de alcohol, carne procesada, aceites vegetales y productos ricos en grasas hidrogenadas presentes en la bollería industrial y alimentos procesados son perjudiciales para la salud. Esto es así porque existen multitud de estudios científicos que relacionan el consumo frecuente de estos alimentos con una mayor predisposición a desarrollar enfermedades crónico-inflamatorias.

También existe el extremo opuesto, puesto que, aunque el consumo frecuente de productos procesados se relacione con enfermedades crónicas, esto no significa que vaya a ocurrir si hacemos un consumo moderado y puntual. Muchas personas que empiezan a comer sano bajo estas premisas pueden acabar teniendo problemas de la conducta alimentaria debido a la excesiva restricción, y, en consecuencia, estrés y compulsión por la comida, todo lo cual acabará por afectar su salud mental y emocional. Por tanto, ningún extremo es bueno.

Yo también estuve en ese lugar donde pensaba que debía contar caloría por caloría, soñaba con «salirme de la dieta» el fin de semana y sentía mucha ansiedad por la comida, lo cual me provocaba un enorme malestar, sintiéndome así en una lucha interna constante conmigo misma. Hay muchos casos como el mío que no van a derivar en un TCA (bulimia y anorexia), pero que sí afectan negativamente a la calidad de vida y las relaciones sociales.

Por suerte, gracias a mi trabajo personal y psicológico conseguí cambiar mi relación con la comida, flexibilizar mi alimentación y entender que lo más importante era el estado de mi salud mental. Aunque, por supuesto, debemos cuidar la alimentación y el entrenamiento, la alimentación no debe convertirse en una esclavitud y mucho menos en una fuente más de estrés. ¡Ya tenemos suficiente con nuestro día a día!

La alimentación es mucho más que comida

La comida está presente en todas las celebraciones y cuando hablamos de alimentación debemos tener en cuenta que en la mayoría de los países los eventos sociales suelen estar muy ligados con comidas o cenas. Y cuando hablamos de nutrición no hablamos solo de alimentos, sino que es también una forma de relacionarnos con los demás y de nutrirnos emocionalmente.

La manera de alimentarnos está muy ligada a nuestras emociones: comemos por tristeza, por estrés, porque este alimento nos recuerda a alguien o algo especial; comemos por desamor o se nos va el hambre por una situación estresante. La manera que cada cual tiene de relacionarse con la comida nos puede decir mucho de cómo esta persona se siente, o permitirnos identificar que está atravesando por un mal momento. Tomar consciencia de las emociones que hay detrás de la relación que tenemos con la comida nos puede ayudar a atender nuestra salud emocional de una manera comprensiva y amable.

Te voy a poner un ejemplo. Hace años trabajé en un centro donde acudían bastantes personas mayores a entrenar y yo las asesoraba en términos de nutrición. Recuerdo que entró una señora de unos sesenta y cinco años para que le ayudara a bajar de peso: estaba muy frustrada porque no lo conseguía. Ella se sentía mal porque por las noches no podía evitar comer galletas y tenía una dieta bastante desordenada, comía poco y a deshora.

Otra dietista quizá le hubiera dicho que comer galletas por la noche no es adecuado y le habría explicado que los azúcares simples y alimentos procesados no son recomendados para el consumo diario. Sin embargo, antes de juzgar o cambiar sus hábitos, le pregunté por su vida, por su familia, por sus niveles de estrés o preocupación. Me explicó con voz temblorosa y casi llorando que se había quedado viuda hacía poco y que se sentía sola. Me explicó con cariño que con su marido solían sentarse en el sofá a ver la televisión y comer esas galletas juntos. Aquellas galletas le daban confort, le recordaban a su marido y los momentos que pasaban juntos. ¿Cómo podía yo prohibirle que comiera galletas? Decidimos empezar terapia psicológica para ayudarle a transitar ese momento tan doloroso. Juntas reordenamos la alimentación para que comiera más y escogiera alimentos nutricionalmente densos, incrementando así el aporte de proteína y verdura (que son altamente saciantes) durante el día y, de ese modo, no llegar con tanta hambre a la noche como le solía pasar. También le recomendé andar más y continuar con su ejercicio físico.

Con el tiempo, Rosa consiguió mejorar su forma física, ganar más masa muscular y perder un poco de grasa, y, sobre todo, sentirse más a gusto con ella misma.

No sirve de nada cambiar una dieta o prohibir un alimento si no tenemos en cuenta la salud mental, el descanso y el ejercicio físico. Que Rosa comiera galletas o no, no iba a marcar la gran diferencia, había que ajustar e individualizar su estilo de vida para que consiguiera sus objetivos manteniendo la paz mental.

> La dieta para todos no existe, existen protocolos nutricionales ajustados a cada individuo.

¿Es la dieta lo más importante para una longevidad saludable?

Aunque es innegable que la dieta es fundamental, después de muchos años de experiencia con mis pacientes y de estudiar en profundidad los factores relacionados con la longevidad, me he dado cuenta de que no es lo más importante. Sí, lo has leído bien. ¿Cuál es entonces el factor determinante de las regiones más longevas? Vamos a verlo.

¿CÓMO SE VIVE EN LAS ZONAS MÁS LONGEVAS DEL MUNDO?

Ante tanta sobreinformación y opiniones distintas, siempre me ha interesado averiguar qué tienen en común las regiones donde viven las poblaciones más longevas del mundo y las regiones donde hay una menor incidencia de enfermedades crónicas. ¿Qué comen esas personas? ¿Cómo se comportan? ¿Cuál es su día a día?

Las zonas más longevas del mundo

Las llamadas «zonas azules» son regiones del mundo donde sus habitantes son más longevos, superando por décadas la esperanza de vida mundial. Además, tienen las tasas más bajas de enfermedades modernas como la demencia o el cáncer, que, por lo contrario, van en aumento en el resto del mundo. Algunas de las zonas azules son Okinawa en Japón, la isla de Icaria en Grecia, Barbagia en Cerdeña y Loma Linda en California. Por ejemplo, en Icaria, seis de cada diez habitantes tienen más de noventa años. Otra región muy destacada es Ourense, en Galicia, que, por cada cien mil habitantes, 75 son centenarios; e incluso otras comarcas, como Tierra de Celanova, donde habitan 252 centenarios por cada cien mil habitantes, una barbaridad. Además, según el Instituto Nacional de Estadística (INE) esta tendencia va en aumento desde hace dos siglos.

Por otro lado, quiero destacar las tribus yanomami (Brasil y Venezuela) y hadza (Tanzania), que tienen la microbiota intestinal más diversa del planeta, un hecho que se relaciona con un mejor estado de salud y longevidad. Además, la obesidad, la diabetes, la arteriosclerosis y la hipertensión, que abundan en las sociedades modernas, son mucho menos prevalentes.

Finalmente, en el estudio de las regiones más longevas del mundo no podemos olvidarnos del fenómeno de Roseto, en Pennsylvania. Sus habitantes son bien conocidos por ser la única región de Estados Unidos con índices bajísimos de enfermedades cardiovasculares en los años cincuenta del siglo pasado. A pesar de tener el mismo estilo de vida que el resto de los estadounidenses, con un alto consumo de tabaco y alimentos procesados, los fuertes lazos en la comunidad, el apoyo familiar y el sentido de un propósito en la vida les daban una calma interior que los protegió de las enfermedades crónico-modernas que el resto del continente sufría.

Esto debería hacernos reflexionar, ¿no es así? ¿Por qué en algunas regiones la prevalencia de las enfermedades modernas va en aumento y en otras prácticamente no hay casos? Quizá estamos haciendo algo mal, quizá sí que existe una manera de prevenir las mal llamadas «enfermedades modernas» y no es cuestión de tener «mala suerte».

La longevidad y el envejecimiento saludable de estas regiones han sido atribuidas no solo a la dieta, sino especialmente a los factores sociales que las diferencian del estilo de vida moderno frenético. ¿Qué es lo que tienen entonces en común todas estas regiones? Vamos a verlo.

Actividad física regular

En las zonas más longevas, y lo que es más importante aún, con mayor ausencia de enfermedades crónicas, la población es muy activa. Realizan caminatas diarias, jardinería, tareas domésticas y otras formas de movimiento natural. No necesariamente realizan ejercicios intensos, pero sí tienen una actividad diaria que los mantiene activos.

Existen multitud de estudios que relacionan el sedentarismo y el sobrepeso con el incremento exponencial de enfermedades crónicas, con lo que promover el movimiento de los individuos es fundamental.

Si nos fijamos también en las tribus hadza y yanomami, estas tienen una muy buena masa muscular y un porcentaje de grasa bajo, pues para mantener su estilo de vida cazador-recolector es indispensable estar en buena forma física. No podrían, de otro modo, cazar animales, transportar material y trepar o caminar para recolectar alimentos. El trabajo de la fuerza, la velocidad y la resistencia, forma parte de su estilo de vida desde antaño.

En Ourense las tasas de obesidad son también muy bajas, y en gran parte es debido a su actividad física, pues, al vivir en un área rural, muchos trabajan en tareas del campo que implican un constante movimiento y trabajo de la fuerza y la destreza.

Solemos pasar mucho tiempo sentados debido a nuestro estilo de vida sedentario. Esto nos obliga a la mayoría a estar muchas horas sentados frente al ordenador, por eso es importante tener en cuenta que, para evitar la enfermedad y vivir acorde a lo que el ser humano necesita, tendremos que buscar ese movimiento natural que hemos desarrollado durante la mayor parte de nuestra existencia. ¿Cómo podemos hacerlo? Tratando de subir por las escaleras y evitar el ascensor, ir caminando a los sitios, dar paseos por la naturaleza, cargar con la compra, ir al gimnasio... movernos lo más que podamos.

Dieta saludable

Los habitantes de las regiones más longevas y libres de enfermedades modernas se alimentan a base de productos con un alto valor nutricional: vegetales llenos de vitaminas, lácteos fermentados de oveja o cabra, tubérculos, frutas, pescados y encurtidos. No toman productos ultraprocesados ni hacen un consumo frecuente de alcohol; como mucho, una copa de vino tinto de manera puntual. Además, comen con moderación, escogiendo productos de temporada y de proximidad.

En el capítulo de nutrición encontrarás más información sobre la nutrición en las zonas más longevas.

Contacto con la naturaleza

Acudir a espacios naturales (la montaña, el mar o incluso un parque) reduce los niveles de cortisol y otras hormonas del estrés, y, por ende, reduce la inflamación. Multitud de estudios han demostrado que estar en la naturaleza se asocia con menores tasas de depresión y ansiedad. Además, la exposición a la luz natural se relaciona con un mejor funcionamiento de los ritmos circadianos, lo cual está relacionado con una mayor longevidad.

Los habitantes de las zonas azules pasan mucho tiempo en el exterior, y, en la mayoría de los casos, viven en entornos más bien rurales donde pueden disponer de espacios naturales cercanos.

Espiritualidad

Si bien la espiritualidad y las creencias religiosas son solo uno de los muchos factores que pueden contribuir a la longevidad de las zonas azules, se sabe que desempeñan un papel crucial.

Las prácticas espirituales (sean religiosas o no) promueven el cuidado del prójimo, la empatía, la escucha, la capacidad del perdón y el amor por los demás. Y, como bien sabemos, esto aumenta la producción de oxitocina, la hormona del amor, que reduce el cortisol y, por lo tanto, genera un efecto antiinflamatorio.

Investigaciones recientes han demostrado que la participación religiosa se puede asociar con beneficios para la salud, como tasas reducidas de depresión y ansiedad e incluso una mayor esperanza de vida. Esto puede deberse a una variedad de factores, como el apoyo social y el sentido de comunidad, que podrían provenir de la participación en comunidades religiosas, así como los efectos positivos de las creencias en un ser superior que cuida de nosotros y que nos da un menor sentimiento de soledad.

En una de las regiones azules, la península de Nicoya, en Costa Rica, las prácticas religiosas y espirituales como el catolicismo y las tradiciones indígenas se siguen practicando. Los expertos señalan que estas prácticas contribuyen a proporcionar un sentido de propósito, además de promover mayores conexiones sociales.

Ahora que cada vez trabajamos más desde casa y en condiciones aisladas, que limitan la interacción social, es importante buscar el espacio para estar con tus familiares y amigos. La falta de conexión hace a las personas más vulnerables frente a la depresión, la ansiedad y otros comportamientos antisociales.

Tribu y lazos familiares

En las regiones de las zonas azules es común observar familias multigeneracionales en los hogares. También fue un factor decisivo en los habitantes de Roseto. Una combinación de deber familiar, afecto genuino y respeto por los mayores mantiene a los centenarios en estas áreas del mundo con sus familias durante toda su vida. Como resultado, los abuelos interactúan a diario con los nietos, lo que ofrece beneficios tanto a los mayores, que se sienten acompañados, como a padres e hijos, que reciben el soporte y la ayuda de sus seres queridos.

En Okinawa, por ejemplo, se practica una forma de culto a los antepasados llamada *«moai»*. El concepto del *moai* se basa en formar grupos de amigos que se apoyan mutuamente en la búsqueda de un estilo de vida saludable. Estos grupos se reúnen regularmente para realizar actividades físicas, como caminar, hacer ejercicio o practicar alguna forma de arte marcial. También comparten comidas saludables y promueven la conexión social y emocional. Pasar tiempo de desconexión con los amigos, con tu tribu, es una necesidad vital del ser humano.

Descanso y manejo del estrés

En las zonas azules se valora el tiempo dedicado a la introspección y al descanso. Tampoco se autoimponen ser extremadamente productivos ni tienen propósitos de vida tan exigentes como la sociedad contemporánea. No viven a la velocidad de un rayo como si la vida fuera a acabarse mañana, lo cual añade una enorme presión en el día a día. Su propósito de vida es simplemente vivir y cuidar de su comunidad.

Los habitantes de las regiones más saludables practican técnicas de relajación como el yoga, la meditación o las actividades al aire libre para reducir el estrés y promover el bienestar psicoemocional.

Los habitantes de Icaria, por ejemplo, suelen echarse la siesta a diario. Los estudios demuestran que las siestas de veinte minutos pueden mejorar la memoria y revertir los efectos de deterioro del rendimiento causados por la sobrecarga sensorial. El mejor momento para tomar una siesta es entre seis y ocho horas después de despertarse, y su duración debe ser veinte minutos o un ciclo completo de sueño de noventa minutos.

Meditación y oración

La oración es un componente indispensable en cualquier religión. Por ejemplo, en Bali, donde he vivido durante tres años, los balineses hindúes dedican todas las mañanas unos minutos a bendecir a los dioses. Preparan unas ofrendas con flores, comida e incienso, que colocan en varias partes de la casa, y realizan una pequeña oración en grupo o individual en agradecimiento a los dioses.

También tienen ceremonias religiosas con frecuencia, e incluso un día al año, el Nyepi, no se permite que nadie salga de sus casas ni vaya a trabajar, pues para ellos es importante dedicar un día entero únicamente a la introspección, al descanso y al tiempo en familia. Esto les proporciona paz interior, y ellos mismos te lo explican e incluso lo puedes ver en su expresión. A pesar de no tener el mismo poder económico que en otros países desarrollados, viven con mucha más calma y serenidad que nosotros.

Este tipo de plegarias, presentes en todas las religiones, nos ayudan a dedicar prioritariamente unos minutos del día a calmar nuestra mente desenfrenada —que se pasa el día viajando del futuro al pasado y del pasado al futuro—, para llevarnos de nuevo al presente y proporcionaros un mayor estado de calma. Este es realmente el objetivo de la meditación, no se trata de dejar tu mente en blanco, sino de aprender a convivir con tus pensamientos, sin juzgarlos ni dejándote llevar por ellos, sintiéndote a gusto contigo mismo.

No hace falta que seas creyente de ninguna religión: la meditación y el yoga también reducen el estrés y mejoran la salud mental. Un estudio encontró que quince minutos de hatha yoga al día reduce significativamente el estrés mental, aumenta el neurotransmisor calmante GABA y regula positivamente el sistema nervioso.

Dedicar unos minutos al bienestar mental no es una pérdida de tiempo como muchos piensan. Si una persona vive en constante guerra interior le será mucho más difícil que disfrute de la vida, que viva desinflamada, que se sienta bien consigo misma y su entorno.

Compartir alivia

Hace muchos años leía el libro *La solución de los telómeros*, de Elizabeth Blackburn y Elissa Epel. Como hemos visto, los telómeros son una especie de «tapones» que protegen los extremos de los cromosomas para evitar que se desgasten o enreden. El estrés crónico acorta los telómeros y nuestra esperanza de vida. Blackburn y Epel explican que en un experimento observaron que las madres que podían compartir sus experiencias y preocupaciones personales con otras mamás mostraban menores niveles de inflamación y mayores niveles de telomerasa (un indicador de longevidad y salud). Por supuesto, estas madres corrían un menor riesgo de sufrir depresión, a diferencia de aquellas que no tenían con quién compartir sus preocupaciones y vivencias.

¿No has estado alguna vez muy preocupado por un tema y has sentido más paz interior después de explicárselo a una persona de tu círculo más íntimo o a tu terapeuta? Compartir no significa que el otro deba darnos la solución, compartir nos ayuda a externalizar lo que pensamos y aclarar nuestras ideas, nos ayuda a comprendernos y aliviar nuestras emociones.

No tengas miedo a ser percibido como vulnerable o débil, no tienes por qué explicar tus asuntos personales a aquellas personas que sabes que no te van a entender, pero conviene tener a mano a esa persona de confianza con la que puedas desahogarte sin sentirte juzgado, sea un amigo, un familiar o un psicólogo. Como seres sociales que somos, nos nutrimos de vínculos, y compartir hace que nos sintamos visibles y reconocidos, amados: la necesidad más básica que tiene el ser humano.

En mi proceso de crecimiento personal la terapia psicológica ha sido clave en muchos momentos de mi vida, me ha ayudado a aclarar mis pensamientos, a poner prioridades y ganar seguridad en mí misma, y esto se ha visto reflejado positivamente en mis relaciones y en el ámbito laboral.

Prioriza lo importante

El principio de Pareto sugiere que el 80 por ciento de los resultados provienen del 20 por ciento de las causas o esfuerzos. Cuando se aplica a las prioridades de vida, la regla del 80/20 implica identificar y enfocarse en las actividades o aspectos que son más significativos y que tendrán un mayor impacto positivo. En el ámbito de la salud, este principio es importantísimo: no empieces la casa por el tejado y dedica el ajustado tiempo que tienes a mejorar las necesidades vitales y que más impacto tendrán en tu vida, y esto empieza por priorizar tu salud emocional.

Debo añadir que el trabajo emocional de manera individual es, por supuesto, significativo en la mejora de cada persona, pero si las condiciones laborales de un país son precarias y la atención psicológica no es la adecuada, no podemos esperar tener una sociedad longeva y sana, pues el descanso, la exposición solar, el ejercicio, el tiempo en familia y una buena nutrición son fundamentales. Necesitamos un país que aplique con urgencia políticas que apoyen la salud mental de sus habitantes.

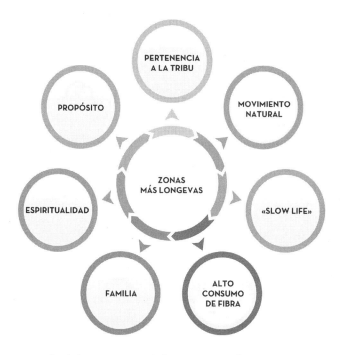

Figura 5: ¿Qué tienen en común las zonas más longevas? Fuente: elaboración propia.

Con mi mensaje quiero transmitirte que hábitos saludables como no fumar y hacer dieta son importantes, por supuesto que lo son, pero también quiero poner el acento en el pilar fundamental para la salud del ser humano: conservar la chispa de la ilusión de vivir.

Nos hemos ido convirtiendo poco a poco en una sociedad que no prioriza el amor ni la conexión entre personas, y menos aún el autoconocimiento. En Japón, por ejemplo, usan el término *«ikigai»* para referirse a que es necesario tener un propósito o una razón para vivir, algo por lo que levantarse cada mañana. Esa razón de vivir no tiene por qué referirse a poseer una gran fortuna o alcanzar el éxito en lo laboral, la razón puede orientarse a vivir bien, estar en paz con uno mismo o disfrutar de buenas compañías; en definitiva, ser capaz de tomar decisiones que estén alineadas con quién eres y te hagan vibrar.

Si pensamos en cómo se nos plantea la vida desde pequeños, nos damos cuenta de que se nos educa para tener el mejor currículum, sacar las mejores notas y acumular información; en definitiva, para ser unos buenos trabajadores en un mundo «ferozmente competitivo». Se espera de nosotros que seamos trabajadores que saben convivir en sociedad, bajo unas normas concretas, y dedicar ocho o más horas diarias al trabajo sin que nos quejemos demasiado.

Pero como sociedad estamos fracasando. En España somos líderes en el consumo de antidepresivos y con unos altísimos índices de suicidio: once personas, de media, se suicidan cada día. En el resto del mundo, cada cuarenta segundos alguien se quita la vida. No podemos tener una sociedad sana si está deprimida, adormecida bajo los efectos de los antidepresivos y sin ilusión. Como bien dice la reconocida psiquiatra Marian Rojas Estapé, «mucha gente no tiene una depresión, lo que tiene es una vida vacía, no tiene ilusión; y sin ilusión no hay felicidad: se nos arruga el corazón». Y tiene toda la razón.

Cuando nos movemos en un entorno saludable, con estímulos positivos, retos y proyectos que nos motivan, nuestro cerebro sintetiza dopamina, un neurotransmisor que se relaciona con el gozo, el refuerzo positivo y la motivación. Cuando damos y recibimos amor, cuando se nos reconoce nuestra valía, sintetizamos oxitocina, la hormona del amor que nos hace sentir relajados y en paz, y nos hace ser más empáticos con el entorno.

Por el contrario, cuando estamos desconectados de nosotros mismos, cuando arrastramos traumas del pasado, vivimos en una relación de pareja tóxica o tenemos un trabajo que nos hace infelices, vivimos bañados en cortisol permanentemente, la hormona principal que se libera cuando estamos estresados. Muchos tratan de compensar estos vacíos emocionales con adicciones como el juego, las redes sociales, el alcohol, los videojuegos o la comida, porque sentir es demasiado doloroso: el combo perfecto para detonar en una depresión o estado subdepresivo.

Y yo me pregunto: ¿en qué momento se nos ha enseñado que los seres humanos somos seres sociales, que necesitamos del contacto y del amor? ¡Necesitamos sentir ilusión, conectados con nosotros mismos y presentes, algo por lo que valga la pena levantarse por la mañana! Esto no es un capricho, es una prioridad.

Nunca es tarde para cambiar de rumbo

«Pero yo soy mayor, ya es tarde para cambiar mi rumbo», oigo decir a algunas personas. Nada más lejos de la realidad. En mi consulta he visto muchísimas personas adultas que tienen su vida «resuelta», con su trabajo «seguro», familia, hijos, con o sin una buena situación económica... y que, sin embargo, han decidido arriesgarse y cambiar de rumbo porque no se sentían realizados.

Hay personas que en su juventud no han tenido la posibilidad de trabajar en aquello que les apasionaba, o de cursar los estudios deseados, debido a las circunstancias familiares o económicas, pues no todos contamos con las mismas oportunidades. No obstante, nunca es tarde para iniciar unos estudios o tu propio proyecto, sobre todo por las facilidades que nos ofrece la globalización e internet.

Impacto del cortisol y otras hormonas del estrés

Ahora que hemos podido comprobar cuál es el pilar fundamental de las regiones más sanas y longevas, vamos a entender por qué es así. ¿Es el estrés realmente el asesino silencioso?

«Todos los síntomas que tienes son por el estrés, relájate un poco», es una frase que oímos a menudo y la que más nos pone de los nervios, ¿o no? Y es que, si fuera tan fácil, estaríamos todos la mar de tranquilos.

El estrés agudo es la respuesta natural del cuerpo ante una amenaza percibida. A este tipo de estrés lo llamamos «eustrés». ¡Y es totalmente positivo y necesario! La evolución del ser humano ha dependido en gran medida de él, pues es imprescindible para la supervivencia, ya que nos empuja a buscar soluciones ante circunstancias complicadas. Por lo tanto, el eustrés ha sido clave en la evolución del *Homo sapiens*.

El estrés agudo

El eje hipotálamo-hipófisis-suprarrenal (HPA, por sus siglas en inglés) es un sistema complejo que desempeña un papel crucial en la regulación del estrés y la respuesta hormonal del cuerpo. El funcionamiento del eje HPA implica la interacción de tres estructuras principales: el hipotálamo y la glándula pituitaria (o hipófisis), situadas en el cerebro, y las glándulas suprarrenales, situadas encima de los riñones.

La activación de este eje empieza cuando hay un estímulo de estrés: una situación peligrosa o amenazante. Puede ser una respuesta a factores físicos o psicológicos, como el dolor, la ansiedad, el miedo o la presión emocional.

A posteriori hay un aumento de la hormona CRH y

ACTH que ingresarán al torrente sanguíneo para activar las glándulas suprarrenales para que estas empiecen a liberar cortisol. Esta es una hormona esteroide, y, por cierto, formada a base de colesterol, que desempeña un papel importante en la regulación del estrés, el metabolismo, el sistema inmunológico y otras funciones del cuerpo.

Entre otras funciones, el cortisol provoca que el azúcar (glucógeno) que se almacena en el hígado se libere en la sangre. Esta glucosa será utilizada por nuestro cerebro, pues necesita disponer de energía rápida para buscar formas de escape, cuanto antes, de esa situación peligrosa. ¿Ahora entiendes por qué la gente que vive estresada tiene niveles tan elevados de azúcar en sangre? ¡No es extraño que cada vez haya más diabéticos tipo 2!

Se liberarán también adrenalina y noradrenalina, aumentando la presión sanguínea y el ritmo del corazón, por eso el estrés crónico se relaciona con la hipertensión. También se desviará el riego sanguíneo del sistema gastrointestinal a los músculos para agilizar el tiempo de reacción, frenando así los procesos digestivos de manera temporal.

Por otro lado, el eje HPA modula la respuesta inmunitaria: altos niveles de cortisol dan como resultado una supresión de las reacciones inmunitarias e inflamatorias. Esto es protector a corto plazo, pues ayuda a proteger al organismo de una sobreactivación aberrante del sistema inmunitario minimizando el daño en nuestros órganos por inflamación. Sin embargo, a largo plazo, puede provocar una inmunosupresión y, por lo tanto, ser más proclives a sufrir infecciones frecuentes.

Finalmente, cuando la situación de peligro termina, los niveles de cortisol vuelven a su estado inicial y el cuerpo regresa a la calma.

Y ahora viene lo bueno. ¿Sabías que se repite el mismo mecanismo ante cualquier peligro, sea real o no? Ante el miedo al futuro o a la bronca de tu jefe, por ejemplo, el cuerpo reacciona con el mismo miedo que si tuviera un león delante, es decir, no diferencia sobre el peligro real y el peligro percibido, por lo que es importante que seamos conscientes de que vivir bajo estrés, miedo y, consecuentemente, ansiedad repercutirá en todos los órganos del cuerpo.

Debemos entender que el ser humano no está preparado para asumir este ritmo frenético, no estamos hechos para asumir tal nivel de estrés todos los días y a todas horas.

El cortisol no es malo

Hemos visto que el cortisol ha sido necesario para nuestra supervivencia (huir de depredadores, solucionar problemas o enfrentarnos a sucesos estresantes); sin embargo, hoy nos es útil para muchas otras cosas.

En pequeñas dosis, puede mejorar el estado de alerta, la concentración y la capacidad de respuesta. Esto puede ser beneficioso en situaciones laborales que requieren un rendimiento óptimo bajo presión, como presentaciones importantes, reuniones estresantes o plazos ajustados.

El cortisol está involucrado en la regulación del metabolismo de la glucosa, lo que ayuda a proporcionar energía adicional al cuerpo durante situaciones de estrés. Esto puede aumentar la resistencia física y mental, permitiendo a las personas enfrentarse a tareas exigentes y prolongadas, como por ejemplo carreras, retos laborales o situaciones de vida que requieren tu plena atención.

En niveles adecuados, el cortisol puede mejorar la concentración y la memoria a corto plazo. Nos hace crecer y ser competitivos y esto nos será útil en el entorno laboral y escolar, ya que puede facilitar la retención de información, la toma de decisiones y el rendimiento cognitivo general.

Cada persona tiene un nivel de tolerancia al estrés distinto, y es importante conocernos para poder conectar con nuestras sensaciones físicas. De esta forma podremos saber cuándo es el momento de parar, cuándo estamos sometiendo nuestro cuerpo a demasiado estrés.

DISTRÉS: CUANDO TU CUERPO PONE EL FRENO DE MANO

Hemos descrito el estrés agudo, un estrés normal que todos experimentamos a lo largo de la vida, y hemos visto que el cortisol es totalmente necesario.

Sin embargo, hoy en día vivimos bajo tensión y estrés constante, estamos bañados en cortisol permanentemente y, como consecuencia, tenemos unos altos niveles de azúcar en sangre, estamos inflamados, con la tensión por las nubes, cansados y con un sistema inmune débil y un sistema digestivo que no funciona al cien por cien.

A este tipo de estrés que se cronifica lo llamamos «distrés» o «estrés malo». Es una condición en la que una persona experimenta un nivel excesivo de estrés sostenido por demasiado tiempo hasta llegar al agotamiento. Se caracteriza por tener episodios recurrentes de ansiedad, preocupación y miedo en respuesta a una amenaza o demanda percibida, que puede ser real o no.

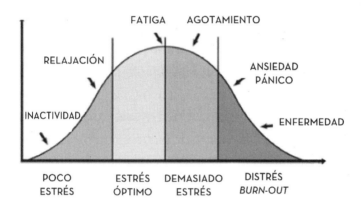

Figura 6: La campana del estrés. Fuente: adaptación de la ley de Yerkes-Dodson y el nivel de estrés, 1908.

Las personas con distrés pasan primero por una fase inicial de eustrés, donde los niveles de cortisol y otras hormonas del estrés se elevaron durante algún tiempo. Al mantenerse estos niveles de manera persistente en el tiempo pueden aparecer indicadores emocionales como llanto, pánico, culpa depresión... sentimientos de agobio. Nos sentimos bloqueados y desbordados emocionalmente. Podemos sentir síntomas físicos como tensión cervical, temblor de ojos, bruxismo, sofocos nocturnos, dolores articulares o sensación de ahogo.

Si esta situación aún persiste, es probable que lleguemos a la fase final: el *burn-out*, cuando nuestro cuerpo ya no aguanta más. Esta es una de las principales causas del síndrome de fatiga crónica, también llamada «encefalomielitis miálgica». Llegado este punto, a la persona le es muy difícil tener un día a día normal, pues se siente cansada, con dolor, agotada, apática y sin ganas de hacer nada. Múltiples enfermedades como el síndrome del intestino irritable, la tiroiditis de Hashimoto o la fibromialgía se relacionan con este estado de desgaste, pues la hipercortisolemia sostenida en el tiempo provoca un estado de inflamación crónico, con la consecuente alteración del sistema inmunitario.

La tríada inflamatoria: hipertensión, diabetes tipo 2 e hipercolesterolemia

Las hormonas del estrés (cortisol, adrenalina y noradrenalina) aumentan la frecuencia cardiaca y la contracción de los vasos sanguíneos, lo que resulta en un aumento de la presión arterial. En respuesta al estrés, algunas personas pueden recurrir a comportamientos poco saludables, como una mala alimentación, consumo excesivo de alcohol, falta de ejercicio y falta de sueño. Estos factores pueden contribuir directa o indirectamente al desarrollo de la hipertensión.

Existen estudios que sugieren que niveles altos y crónicos de cortisol pueden tener un impacto negativo en la función y disponibilidad de la dopamina en el cerebro. El exceso de cortisol puede afectar negativamente la producción y liberación de dopamina, así como la sensibilidad de los receptores de dopamina en el cerebro. Es común que en momentos estresantes queramos recurrir a alimentos ricos en grasas y azúcares, pues promueven la liberación de dopamina en el cerebro, lo que genera sensaciones de satisfacción y placer. Ello se debe a que estos alimentos activan el sistema de recompensa del cerebro, que está estrechamente relacionado con la liberación de dopamina.

Así pues, el hecho de querer comer más comida poco saludable para aumentar la dopamina, sumado a la elevación permanente de azúcar por el estímulo del cortisol y la vasoconstricción, será un importante factor de riesgo para que, a largo plazo, aumente el riesgo de sufrir la tríada inflamatoria: hipertensión, diabetes e hipercolesterolemia.

Además, el estrés crónico puede estimular la producción de colesterol en el hígado, lo que lleva a un aumento de los niveles de colesterol en la sangre. Asimismo, la inflamación y el estrés oxidativo dañan el endotelio vascular, con lo que aumenta el riesgo de aerosclerosis y trombosis, que pueden a su vez ocasionar un infarto o un accidente cerebrovascular.

También es común observar síntomas digestivos en el paciente con distrés: úlceras, gastritis, reflujo gastroesofágico, diarrea, estreñimiento, infecciones por *Helicobacter pylori...* el estrés altera la microbiota intestinal y las neuronas que se encuentran en el intestino.

¿Cómo podemos evitar llegar al estrés crónico o recuperarnos si lo padecemos?

El sistema nervioso simpático es responsable de esta respuesta de «lucha o huida» que acabo de describir. Este se activa en momentos de estrés o peligro y ayuda al cuerpo a responder rápidamente a las amenazas.

Por el contrario, el sistema nervioso parasimpático es responsable de la respuesta de «descansar y digerir», que promueve la relajación ayudándote a reducir la ansiedad y el estrés. Este se activa durante los periodos de relajación, ayudando así a contrarrestar los efectos del estrés crónico en el cuerpo.

El nervio vago desempeña un papel importante en la regulación de estos dos sistemas. Es el nervio más largo que conecta el cerebro con nuestros órganos: inerva en el corazón, los pulmones, el estómago y los intestinos. También es el responsable de activar el sistema nervioso parasimpático y promover la relajación y la vuelta a la calma ante una situación estresante.

Aunque no podemos decidir cuándo activamos el sistema parasimpático de manera consciente, sí podemos activarlo a través de técnicas como la respiración consciente, la terapia psicológica, la meditación o el yoga. Estas prácticas activarán el sistema nervioso parasimpático, lo que llamamos «mejorar el tono vagal».

En resumen, sí es posible salir de un *burn-out* y volver a ser las personas enérgicas que éramos antes, pero para ello deberemos tomar decisiones importantes y realizar cambios en nuestra vida. Si queremos que algo cambie, nuestras acciones deben ser distintas a las que hemos estado llevando a cabo hasta ahora.

Oxitocina, la poderosa hormona del amor

Como primera herramienta para mejorar el tono vagal, debes conocer a una de mis hormonas favoritas: la oxitocina.

Piensa en un momento especial junto a alguna persona con la que compartiste unos instantes intensos de intimidad: besos, caricias, palabras bonitas, abrazos, piel con piel... ¿Recuerdas las sensaciones? Es como si de pronto flotaras entre nubes de algodón y desaparecieran todos los problemas, solo existes tú y tu persona especial. En estos momentos, tu cuerpo está sintetizando altas cantidades de oxitocina, que son las responsables de esa sensación de bienestar.

Cuando tenemos interacciones sociales positivas o somos partícipes de alguna situación de ternura (dar un abrazo, acariciar un cachorrito, dar un beso...) nuestro cuerpo sintetiza altas cantidades de oxitocina.

Esta hormona te ayuda a tener una percepción subjetiva del estrés menor. De hecho, se ha demostrado que niveles altos de oxitocina se relacionan con una mejor tolerancia ante situaciones de estrés y menores niveles de ansiedad. Nos hace ser más empáticos y altruistas. También nos ayuda a asumir mejor las emociones que aparecen ante situaciones incómodas.

La oxitocina es conocida por su papel en la inducción del parto y en la lactancia, donde se sintetiza esta hormona a altos niveles y es clave en el vínculo entre la mamá y su hijo. Tenemos que saber que la oxitocina también tiene beneficios en el hombre: por ejemplo, facilita mejores erecciones, eleva el estado de ánimo y mejora el vínculo con la pareja. Existen evidencias de que un aumento en la oxitocina debido a interacciones sociales positivas puede ayudar a regular el eje HPA, contrarrestando el estrés, y, por lo tanto, reducir la inflamación. Incluso se ha observado en algunos estudios que la interacción social positiva se relaciona con una mayor rapidez en la cicatrización de heridas en pacientes hospitalizados.

En un estudio llevado a cabo en España, con 236 pacientes hipertensos en un centro de atención primaria, se observó que los que no tenían un círculo social presentaban un incremento de la presión arterial respecto a los hipertensos con redes sociales amplias. ¡Qué importante es nuestra tribu en la prevención de la salud!

Así pues, hemos visto que las interacciones sociales son una potente herramienta antiestrés, antienvejecimiento y antiinflamatoria, y que, además, ¡es gratis y está al alcance de todos!

Ahora que hemos hablado de mi hormona favorita, te explicaré algunas actividades que puedes hacer para seguir mejorando el tono del nervio vago y, por ende, estimular el sistema nervioso parasimpático, el que te calma, te relaja, activa el sistema digestivo y promueve la regeneración celular.

Te recomiendo que, si estás sufriendo algún tipo de patología inflamatoria, como intestino irritable, fatiga, asma, artritis o dolor crónico, prestes especial atención a este capítulo.

¿Por qué? Pues porque en consulta prácticamente el 95 por ciento de los pacientes identifican que sus síntomas empezaron en algún momento en que estuvieron sometidos a circunstancias de gran estrés emocional, como la pérdida de un familiar o compañero, acoso laboral, rupturas, bullying en la infancia o patrones de pensamiento dañinos que se han ido reforzando a lo largo de los años.

Y es que en estos episodios de estrés y ansiedad tan intensos el cortisol ha permanecido elevado mucho más tiempo de lo fisiológico, a niveles tóxicos. Esto ha provocado una bajada de la inmunidad y ha aumentado los marcadores de inflamación, que han acabado por expresar enfermedades de carácter crónico-inflamatorias (epigenética).

Otras personas no llegan a tener ninguna enfermedad, pero sí que somatizan el estrés crónico diario con síntomas como ardor estomacal, dolor de espalda, dolor durante la menstruación... que muchas veces normalizamos.

Hay muchas personas que deciden no escuchar los síntomas que les envía el propio cuerpo y continúan con su vida, tratan de forzar la maquinaria con medicación y tragando emociones, pensando que así podrán seguir de manera infinita.

Pero el cuerpo tiene sus razones y encontrará la manera de poner el freno de mano si no lo escuchas, lo veo a diario en mi consulta. Veo a personas que han pensado que su cuerpo era una máquina de hacer y hacer, sin escuchar los avisos que les daba, hasta que ya no han podido más. Si sientes que estás en esta situación, te voy a dar algunas ideas.

Acudir a terapia psicológica

Cuando vivimos con ansiedad, ataques de pánico y sensación de ahogo permanente, o tenemos pensamientos negativos constantes, pocas ganas de vivir o insatisfacción con nuestra vida, ir a terapia psicológica puede ser de gran ayuda. No hay nada de lo que avergonzarse, pues responsabilizarse de las emociones es la acción más madura que uno puede hacer, tanto para mejorar tu mundo interior como el de las personas que te rodean.

Muchos pacientes me comentan que «ya fueron a un psicólogo y no les gustó», que sentían que explicaban su vida y que no notaron ningún cambio. Y eso ¿por qué pasa? Veamos algunas causas:

1. Existen múltiples corrientes en la psicología: trans-personal, cognitiva, cognitivo-conductual, huma-nista, psicoanálisis, social... por lo que quizá no has encontrado aún la terapia más adecuada para ti.
2. Hay multitud de profesionales distintos. A veces, tienes que pasar por varios profesionales hasta dar con la persona que sientes que te puede ayudar.
3. El psicólogo o la psicóloga no debe darte todas las respuestas a tu vida ni decirte qué es lo que debes ha-cer: te acompaña en el proceso de autoconocimiento y sanación de traumas o patrones de pensamiento da-ñinos. Te ayuda a reordenar pensamientos y te acom-paña para que tú encuentres las respuestas que buscas.
4. Estos procesos pueden tardar un tiempo, no espe-res que en dos o diez sesiones la ansiedad desapa-rezca por completo y te conviertas en un ser de luz. Estos patrones mentales que tenemos establecidos llevan años en tu cabeza; tendrás que ser paciente y confiar en el proceso.

El uso de antidepresivos y ansiolíticos, lamentable-mente, está al orden del día: su consumo es alarmante. España es el país que más benzodiacepinas (fármacos de tipo hipnosedante) prescriben los médicos, según la Junta Internacional de Fiscalización de Estupefacientes (JIFE).

Por supuesto, la medicación está justificada en ciertos casos; sin embargo, este alto consumo es un signo de alar-ma y debe servirnos para entender que, como sociedad, no estamos haciendo las cosas bien, que tenemos una sociedad deprimida, triste, anestesiada. Además, cabe resaltar que es importante acompañar el uso de estos fármacos con terapia psicológica para que la persona pueda comprender por qué llegó a esta situación y evitar las recaídas. Una pastilla por sí sola no es la solución, es solo la muleta que debe acompañar el proceso de recuperación.

Como bien explica Byung-Chul Han, filósofo y crítico cultural, en su libro *La sociedad paliativa,* el dolor tiene un sentido. No podemos silenciar el dolor y las emociones: estas deben ser sentidas, observadas y analizadas. La sociedad moderna busca la felicidad tratando de eliminar el dolor y la incomodidad, sin abordar los problemas que lo han causado. Si estos se aprendieran a sentir y se atendieran, podría conducir a un cambio social radical. Sin embargo, en lugar de revolución, tenemos depresión.

El dolor, la tristeza y la incomodidad suelen llegar a nuestra vida con un mensaje: quizá necesitas un cambio de vida o sanar una herida que nunca cerraste. Tratar de evadir estos sentimientos con medicación o con drogas para anestesiarlos es la mejor manera para que estas emociones se hagan más fuertes y terminen por desembocar en ansiedad y depresión profunda.

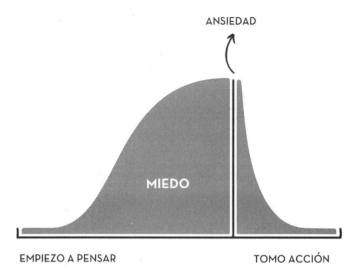

ANSIEDAD

MIEDO

EMPIEZO A PENSAR   TOMO ACCIÓN

Figura 7: La relación entre el miedo y la ansiedad. Fuente: gráfico de Janis Ozolins adaptado (2023).

Si estas emociones no se escuchan ni se sienten, se quedarán dentro de ti, como una bola negra que crece y crece, sin terminar nunca de desenredarse. Atender estas emociones con terapia y autoconocimiento te ayuda a sanarlas, a dejarlas ir y a aprender del proceso para tus experiencias futuras.

Byung-Chul Han explica que la frase «sé feliz» se basa en nuestro deseo de «superación personal y autooptimización», de modo que nos disciplinamos para ajustarnos a los requisitos de productividad, creyendo plenamente que somos libres, que esta es la vida con la que debemos resignarnos.

Si queremos sanar, debemos primero analizar nuestra vida desde una perspectiva lejana para hacernos las preguntas importantes: ¿Es este el lugar en el que quiero estar? ¿Tengo ilusiones ante la vida? Opino que el error más grande que cometemos cuando hablamos de salud es priorizar el hecho de tomar un suplemento o probar diez dietas distintas, sin realmente poner atención a aquello que tiene un impacto mucho más importante en nuestro cuerpo: la salud emocional.

Y lo entiendo, pues las decisiones que más impactan en tu vida suelen ser también las más difíciles: cambiar de trabajo, empezar un negocio o iniciar unos estudios, terminar una relación que no te hace bien o recordar vivencias que duelen, no es para nada fácil, es doloroso, se siente miedo e incertidumbre. Probablemente, te sentirás triste y pensarás que estás cometiendo errores a cada paso, pero ahí está el kit de la cuestión: pensar que debemos ser felices 24/7, es decir, las veinticuatro horas de cada día de la semana, es el primer paso para ser infelices y vivir frustrados.

El dolor, la angustia, la tristeza y el miedo forman parte de la experiencia humana. Nos ayudan a desarrollar la resiliencia (la capacidad que tiene una persona para superar circunstancias traumáticas y hacernos más fuertes) y a apreciar los instantes de felicidad. Pues debemos entender que, en la misma proporción, la alegría, el amor, el cariño y la gratificación son parte también del ser humano. La noche y el día, el agua y el fuego, el yin y el yang... Permitir el flujo de emociones y sentimientos en los momentos más bajos, te permitirá también vivir con mayor intensidad experiencias positivas e intensas, te permitirá alcanzar esas metas que jamás hubieras creído que serías capaz de conseguir.

Dedica un ratito a la semana para ti

Cocínate algo suculento, dedica un tiempo a tu rutina facial o capilar, lee un libro que te guste o escribe en una libreta cosas por las que estés agradecido.

Dedicar tiempo a uno mismo y establecer límites con los otros no significa ser egocéntrico: significa responsabilizarse de tu propio cuidado y acompañarte para tomar decisiones que estén alineadas contigo y te permitan seguir caminando hacia tus objetivos. Si no cuidas de ti mismo, ¿quién lo va a hacer?

Acupuntura

La acupuntura es una antigua práctica médica china que consiste en estimular puntos específicos del cuerpo con agujas finas. Según ciertos estudios científicos, la acupuntura puede reducir la inflamación al estimular el nervio vago. También mejora la salud del corazón, teniendo un efecto positivo en la frecuencia cardiaca.

Varios estudios científicos también han encontrado que esta práctica ancestral puede ayudar a reducir la ansiedad y ser beneficiosa en las personas con depresión, puesto que el nervio vago participa en la regulación del estado de ánimo y las emociones, generando un efecto calmante sobre el sistema nervioso. En el caso de las migrañas tensionales, aquellos dolores tan fuertes de cabeza que aparecen en situaciones de mucho estrés, empezar a realizar sesiones de acupuntura ha ayudado a aminorar la intensidad e incluso a terminar con los episodios de migrañas en muchos de mis pacientes.

Además, el nervio vago desempeña un papel clave en la regulación de la digestión, con lo que la acupuntura ayudaría también a mejorar la función digestiva al estimular este nervio. Asimismo, algunos estudios han encontrado que puede reducir los síntomas de afecciones como el síndrome del intestino irritable (SII) y el reflujo. De hecho, la acupuntura ya se está utilizando en algunos hospitales públicos españoles como el Hospital Sant Joan de Déu, en Cataluña, como tratamiento coadyuvante a la quimioterapia en oncología infantil, pues parece reducir los efectos secundarios de la quimioterapia y el dolor.

Respiraciones y meditación

Múltiples estudios han demostrado que la respiración y la meditación mejoran el bienestar mental y también el rendimiento académico en los estudiantes. Recuerdo que en mi colegio de formación primaria se estableció que cada mañana, antes de comenzar las clases, debían dedicarse al menos diez minutos a la respiración, la visualización, la contemplación y la presencia, en definitiva, a meditar. Desde niños empezábamos el día tratando de conectar con nuestras emociones y de aprender a regularlas. A esta práctica meditativa la llamaban «interiorización» y se llevaba a cabo desde los tres hasta los doce años, todas las mañanas. Las monjas filipenses de mi escuela practican la meditación zen y fue de las primeras escuelas católicas que dejó de hacer plegarias cristianas, para incorporar otro tipo de prácticas espirituales como la interiorización.

Recuerdo que nos colocábamos la mano derecha en el pecho, con la yema del dedo corazón tocando el hueco supraclavicular izquierdo y el dedo gordo tocando el hueco derecho, ejerciendo con ambos una ligera presión y realizando movimientos circulares, porque el movimiento nos mantiene presentes y relajados. La otra mano la colocábamos en la barriga para sentir la respiración. En esta posición realizábamos al menos diez respiraciones profundas por la nariz, espirando por la boca. Se trata de una práctica que podemos incorporar, por supuesto, de adultos y que también para los más pequeños es altamente relajante.

Existen otros tipos de respiración como la respiración nasal alternada; respiración de fuego; respiración de conteo, como *box breathing*; método de Wim Hof de inhalaciones y exhalaciones rápidas; respiración relajante... hay múltiples técnicas y cada una tiene su propósito. Yo, personalmente, te recomiendo que, si el objetivo es calmar el sistema nervioso, practiques un tipo de respiración que no sea forzada y que resulte agradable, como la que te acabo de explicar.

El movimiento y la expresión corporal

El baile es una expresión de alegría, de encuentro y de celebración, que nos une a todos y que es fundamental para nuestra salud. No debemos perder la costumbre de bailar, pues es una forma de conexión con nosotros mismos y también con las personas que nos rodean. El baile llena nuestra necesidad de comunicarnos y de expresar nuestras emociones a través del movimiento y de nuestro cuerpo. Para mí, bailar regularmente salsa, bachata y kizomba es una gran vía de escape, un sorbo de aire fresco. Hace casi cinco años que practico bailes latinos y, sin duda, me ha ayudado a conectar con mi feminidad y a desconectar de mis problemas del día a día, reduciendo mi estrés y ansiedad. También es un momento para no hacer ninguna actividad productiva *per se*, sino por el mero hecho de disfrutar y celebrar la vida. No hace falta tan siquiera que sepas bailar, el mero hecho de movilizar tu cuerpo al son de la música ya es una forma de liberación y de expresión propia.

En un estudio muy interesante realizado en la Universidad de Derby, en Inglaterra, un grupo de psicólogos trabajaron con personas que padecían depresión. Durante nueve semanas, estas personas recibieron clases de salsa. Las mejorías se comenzaron a apreciar al cabo de las cuatro semanas y, cuando terminó el estudio, los participantes reportaron menos pensamientos negativos, una mejoría en la concentración y una mayor sensación de paz y tranquilidad.

Dibujar

> El arte de pintar pertenece a los artistas, y el juego de pintar pertenece a todos los seres humanos.
>
> ARNO STERN

No se nos tiene que «dar bien» dibujar para permitirnos expresar nuestro arte. Pensamos que para dibujar no debemos salirnos nunca de la raya, hacer las formas y los colores lo más realistas posibles, perfectos. Y no es así. Pintar te permite expresar, es una forma de expresión emocional y de autoconocimiento, es la representación del pensamiento.

Dibujar de adultos permite dedicar un espacio para seguir desarrollando nuestro pensamiento creativo en vez de tener un pensamiento tan condicionado socialmente, por ejemplo. Dibujar también ayuda a calmar el sistema nervioso y estimular el sistema parasimpático, el que se relaciona con la calma y el bienestar mental.

Te doy varias ideas, si nunca has pintado, para que empieces:

- Imprime un mandala y coloréalo.
- Dibuja garabatos con un carboncillo o lápiz y luego busca las posibles figuras que hayas ido creando, uniendo las líneas. No juzgues tus creaciones.
- Pon un papel en el suelo y con pintura acrílica pinta con las manos, es un ejercicio muy divertido para hacerlo también con tus hijos.

Sauna, baños de agua fría y cepillado en seco

Los baños de agua fría, especialmente cuando se sumerge el cuerpo por completo, pueden desencadenar una respuesta positiva del sistema nervioso autónomo. Esta respuesta estimula el nervio vago y nos relaja, puede disminuir la frecuencia cardiaca a largo plazo y la presión arterial, mejora la digestión y promueve la sensación de calma y bienestar. Si además se combina con la sauna, genera un potente efecto antiinflamatorio y analgésico.

Finalmente, el cepillado en seco con cerdas naturales una vez al día antes de la ducha ayuda al drenaje del sistema linfático y mejora la circulación. Además, el simple acto de cepillar la piel puede tener un efecto calmante a nivel sensorial.

No hacer nada

A veces, menos es más. En ocasiones, lo que realmente necesita tu sistema nervioso es no añadir más actividades a tu vida frenética, «bajarte del carro» de la productividad y dedicar algún día simplemente a ser: dormir una siesta, tumbarte bajo un árbol o ver cómo se pone el sol. Las soluciones más sencillas son las más efectivas.

ADAPTÓGENOS PARA REDUCIR TU ESTRÉS

Los adaptógenos

Los adaptógenos son sustancias naturales que se utilizan en la medicina tradicional para ayudar al cuerpo a adaptarse y resistir al estrés físico, mental y emocional. Estas sustancias pueden ser plantas, hierbas, hongos o extractos de origen vegetal que se han utilizado durante siglos en diferentes culturas. Pueden regular al alza el sistema nervioso en casos de fatiga adrenal —es decir, de un estrés tan excesivo que el cuerpo es incapaz de recuperarse— o regular a la baja en casos de que el sistema nervioso esté demasiado hiperactivado.

Los adaptógenos actúan regulando y equilibrando el sistema endocrino, inmunológico y nervioso del cuerpo. Ayudan a fortalecer la capacidad de respuesta del organismo frente al estrés y a normalizar las funciones corporales. Además, se cree que tienen propiedades antioxidantes, antiinflamatorias y neuroprotectoras.

GABA

El GABA (ácido gamma-aminobutírico) es un neurotransmisor inhibidor que se encuentra de forma natural en el cerebro humano. La barrera hematoencefálica es una estructura altamente selectiva que protege el cerebro al regular el paso de sustancias desde la sangre hacia el tejido cerebral. Esta barrera está diseñada para permitir el paso de moléculas esenciales, como glucosa y aminoácidos, mientras bloquea otras sustancias más grandes o potencialmente dañinas.

Es importante destacar que la capacidad de GABA para cruzar la barrera hematoencefálica y ejercer efectos en el sistema nervioso central es objeto de debate. Algunos estudios sugieren que la suplementación no aumenta significativamente los niveles de GABA en el cerebro, ya que tiene dificultades para atravesar dicha barrera, pues es una molécula relativamente grande y polar, lo que dificulta su paso. Sin embargo, se cree que puede tener efectos en otros sistemas del cuerpo, como el sistema nervioso periférico y el sistema gastrointestinal.

Algunos suplementos de GABA que se comercializan sí que muestran efectos positivos sobre el sistema nervioso central. De hecho, en mi consulta lo uso desde hace mucho tiempo, pues mis pacientes siempre me explican que les va de perlas.

Estos suplementos suelen contener derivados del GABA, como el ácido gamma-hidroxibutírico (GHB), o precursores del GABA, como el ácido gamma-aminobutírico-éster (GABE). Estas formas modificadas pueden tener una mayor capacidad para atravesar la barrera hematoencefálica y ejercer efectos sobre el cerebro.

Algunos síntomas de déficit de GABA son:

- Insomnio y problemas de conciliación del sueño.
- Síndrome de piernas inquietas.
- Ansiedad.
- Mayor síndrome premenstrual.
- Convulsiones y ataques epilépticos (en casos más graves).

Cuándo y en qué dosis

La dosis típica de GABA varía de 250 a 750 mg al día, dividida en varias tomas a lo largo del día. Sin embargo, algunas personas pueden responder mejor a dosis más altas, hasta 1.500 mg al día. Suelo recomendarlo por la noche si buscamos mejorar la conciliación del sueño o durante el día si buscamos obtener beneficios relajantes.

Podemos complementarlo con sus cofactores, es decir, moléculas que estimulan la propia síntesis del neurotransmisor en el cerebro (producción endógena), como es la glicina, el zinc, la taurina o la vitamina B6.

Ashwagandha

Es un tipo de hierba muy utilizada en la medicina ayurvédica de la India. Se considera un adaptógeno que puede ayudar a reducir el estrés, promover la relajación y mejorar el rendimiento físico y mental. Tiene actividad antioxidante, pues contiene compuestos que pueden ayudar a proteger las células del daño oxidativo causado por el estrés. Esto puede reducir la respuesta inflamatoria y, a su vez, disminuir la producción de cortisol.

La ashwagandha puede interactuar con los receptores de ácido gamma-aminobutírico (GABA), el neurotransmisor que promueve la relajación y reduce la excitabilidad neuronal. Al aumentar la actividad del GABA, la ashwagandha puede tener efectos calmantes y reducir los niveles de cortisol asociados con el estrés.

Se ha observado que la ashwagandha ayuda a equilibrar los niveles de hormonas en el cuerpo, incluyendo el cortisol. Regular el sistema endocrino puede contribuir a reducir la sobreproducción de cortisol en situaciones de estrés crónico. Además, se sugiere que podría ejercer efectos beneficiosos en la producción de otras hormonas como la testosterona y también impactaría positivamente en la glándula tiroides, con lo que sería recomendable en casos de hipotiroidismo.

Cuándo y en qué dosis

Suelo recomendar empezar por 300 mg de ashwagandha, y se puede aumentar hasta 500 mg. No hay un momento específico del día para tomar la ashwagandha, ya que puede variar según las necesidades y preferencias individuales. Sin embargo, aquí hay algunas pautas generales que podrían ayudarte a determinar cuándo tomarla:

1. Por la mañana: puedes tomar ashwagandha para aprovechar sus propiedades estimulantes y energizantes. Puede ayudar a aumentar la claridad mental y la concentración durante el día.
2. Antes de acostarse: también puede tener efectos relajantes y ayudar a mejorar la calidad del sueño. Tomarla antes de acostarse puede ayudar a reducir el estrés y promover una sensación de calma para facilitar el descanso.
3. Con las comidas: se puede tomar con o sin alimentos. Algunas personas encuentran que tomarla junto con las comidas ayuda a mejorar su absorción y tolerancia gastrointestinal.

Magnesio

El magnesio es un mineral esencial para el funcionamiento de múltiples enzimas en el cuerpo humano. Se estima que más de trescientas enzimas diferentes dependen del magnesio para su actividad óptima. Por ejemplo, el magnesio es necesario para la replicación del ADN, para la activación y el transporte de la vitamina D o para poder descomponer la glucosa presente de los alimentos.

El estrés y la mala alimentación pueden provocar que nuestras reservas de magnesio se agoten, pues este mineral desempeña un papel clave en la relajación muscular y la regulación del sistema nervioso. Si hay un aumento en la demanda de este mineral debido al estrés, se pueden agotar nuestras reservas.

Algunos síntomas de déficit de magnesio son:

- Calambres.
- Mayor dolor menstrual.
- Debilidad muscular.
- Arritmias.
- Espasmos.
- Náuseas.
- Debilidad ósea.
- Fatiga.

El magnesio puede darse en distintas formas. Si buscamos generar un efecto relajante, es preferible un magnesio que sea capaz de atravesar la barrera hematoencefálica. En este caso, hay dos tipos de magnesio muy recomendables:

- Bisglicinato de magnesio: esta forma de magnesio está unida a la glicina, un aminoácido. Se ha sugerido que el bisglicinato de magnesio tiene una mayor capacidad para atravesar la barrera hematoencefálica, en comparación con otras formas de magnesio.

- Treonato de magnesio: esta forma de magnesio se ha estudiado específicamente por su capacidad para mejorar la concentración de magnesio en el cerebro. La investigación inicial sugiere que el treonato de magnesio tiene una mayor capacidad de atravesar la barrera hematoencefálica.

Cuándo y en qué dosis

Suelo recomendar empezar por 400 mg de magnesio, y se puede aumentar hasta 600 mg. Si buscamos mejorar la conciliación del sueño, recomiendo tomarlo por la noche y mejor con una comida para ayudar a aumentar su absorción.

Notas para el lector

Recuerda que es importante consultar a un profesional de la salud antes de comenzar a tomar cualquier suplemento o tratamiento, ya que podrán proporcionarte recomendaciones personalizadas y ajustadas a tus necesidades y circunstancias específicas.

Algunos medicamentos podrían interaccionar con la medicación que estás tomando, no ser adecuados para tu enfermedad o desarrollar algún tipo de reacción alérgica.

PARA NO OLVIDAR

Resumo brevemente los conceptos más importantes de este primer capítulo para que puedas retener las ideas que más se alinean contigo e implementarlas en tu día a día:

- La actividad física diaria es un pilar fundamental en las sociedades más longevas.
- Un círculo social sano y que te apoye es vital para el bienestar psicoemocional y físico.
- El ser humano es un animal social. Sentirse solo se relaciona con una mayor predisposición a sufrir depresión.
- Vivir con propósito e ilusión te ayudará a vivir tu día a día con más alegría.
- El estrés crónico se relaciona con múltiples enfermedades crónicas de la vida contemporánea.
- La terapia psicológica no es para débiles, todo lo contrario, es para aquellas personas que desean responsabilizarse de sus emociones con el fin de tener una mejor relación consigo mismas y con su entorno.
- Aprender a conectar con tus emociones te permite conocer tus límites y saber cuidarte mejor.
- El descanso y tener tiempo para ti no son una alternativa, son una prioridad.
- Llevar una alimentación moderada y nutritiva previene la aparición de múltiples enfermedades.
- Es altamente recomendable reservar espacios durante

la semana para practicar alguna actividad que ayude a activar el sistema nervioso parasimpático (yoga, baile, canto, meditación...).

- Los adaptógenos pueden ayudarte a modular los efectos del estrés.

2

¿QUÉ PONGO EN MI PLATO?

La nutrición es el combustible del cuerpo. Si bien puede funcionar con un combustible de baja calidad, nunca funcionará de manera óptima.

SHAWN STEVENSON

NUESTROS ANTEPASADOS NO ESTABAN A DIETA. ¿QUÉ HA CAMBIADO?

Cuando observamos cualquier animal en la naturaleza no los vemos acudir a libros de nutrición o YouTube para saber qué y cuánto tienen qué comer. Los animales comen intuitivamente, saben qué necesitan y cuándo parar porque están saciados. No veremos a una cebra cazar un ratón o a un cocodrilo pastar, pues cada sistema digestivo y necesidades de cada uno son distintas. ¿Es el ser humano el único animal que no tiene intuición o es que la hemos perdido?

Los humanos estamos totalmente desconectados de nuestra naturaleza, recibimos tanta información contradictoria sobre qué debemos comer, que estamos muy confundidos. ¡Y lo entiendo! Hemos escuchado de todo, más aún con el auge de las redes sociales y los titulares sensacionalistas: que si toda la carne y lácteos causan cáncer, que no debemos tomar verdura porque tiene muchos pesticidas, que el huevo aumenta el riesgo cardiovascular, que las legumbres no son sanas... y así con prácticamente todos los alimentos. ¿Y qué comemos entonces? ¡Dan ganas de decir «apaga y vámonos»!

Esta gran confusión es comprensible, y se debe a múltiples razones. Una de ellas es la dificultad de sacar conclusiones en el área de la nutrición por la falta de estudios científicos rigurosos. El mismo doctor John Ioannidis, profesor de Medicina en la Escuela de Medicina de la Universidad de Stanford e investigador en políticas de salud, todo un referente en la ciencia de los datos biomédicos, explica que prácticamente el 95 por ciento de los estudios científicos en el campo de la nutrición están sesgados, es decir, no son fiables ni concluyentes. Explica que cinco de cada diez estudios observacionales (muy populares en el campo de la nutrición) son refutados en los siguientes diez años por la investigación.

Es preciso saber que el lobby de la industria alimentaria genera miles de billones de euros y hay muchos intereses detrás de los resultados de los estudios hechos en nutrición, aún hoy en día, sí. También sabemos que estos lobbies financian a colectivos y asociaciones para influenciar en las recomendaciones sanitarias. Por ejemplo, no dejamos de ver productos ultraprocesados que son recomendados por pediatras o médicos.

Debemos ser críticos, filtrar bien la información que nos llega y tener mucho cuidado a la hora de dictar sentencia solo por un estudio, pues cuesta mucho extraer resultados concluyentes. Por todo ello, es preciso ir con pies de plomo. El hecho de que aparezca publicado «un estudio que dice x» no significa que tal conclusión sea verdadera e irrefutable.

Dicho esto, mi objetivo en este capítulo ha sido investigar qué es lo que el ser humano ha comido desde el inicio de sus orígenes, investigar las sociedades actuales más longevas y leer los estudios más importantes realizados hasta el momento, para sumar todo ello a mi experiencia en la consulta con pacientes y así poder aportar información de valor.

MUCHAS CALORÍAS, POCOS NUTRIENTES

Cuando hablamos de lo que comían nuestros ancestros, no significa que nosotros debamos comer exactamente lo mismo, básicamente porque durante el Paleolítico (la era donde el ser humano ha vivido durante más tiempo) mucha gente moría por inanición o por falta de nutrientes. Además, varios de nuestros genes (AMY1, LCT, EPAS1, SLC24A5...) se han visto modificados a lo largo de los años, por lo que no somos genéticamente iguales a quienes vivieron en la época de los cazadores-recolectores.

Aunque las enfermedades infecciosas se han ido reduciendo, las enfermedades actuales crónico-inflamatorias han ido en aumento, especialmente desde mediados del siglo XX. Este incremento en la prevalencia es imposible que sea culpa de un cambio genómico, pues no se ha podido modificar el ADN en tan pocos años.

Estas enfermedades modernas no han sido, ni de lejos, tan prevalentes a lo largo de nuestra historia como ahora, sino que han crecido de una manera drástica desde la Revolución Industrial y, más aún, en los últimos años. Además, la obesidad era prácticamente inexistente, ya desde nuestros inicios; sin embargo, la gente no contaba calorías ni hacía dietas complejas. ¿Cómo puede ser, entonces, que hayan aumentado tanto? La OMS establece que los culpables son el sedentarismo, el tabaquismo y la alimentación insalubre.

Revisaba hace poco un artículo muy interesante donde se explica que, por ejemplo, el caballo no está diseñado para comer pienso, regularmente, a base de cereales como el trigo o la alfalfa deshidratada.

Cuando se observa al caballo pastar libremente, come en movimiento y se alimenta a base de gramíneas, hojas, brotes, arbustos, flores y otras plantas medicinales según lo que él necesita, es decir, sigue su intuición. Alterar su alimentación original puede comportar problemas digestivos, de piel y de pelo, fatiga y, en sí, empeorar la salud del animal. Lo mismo pasa con los humanos, llevar una alimentación que no es la que necesitamos como la actual, a base de alimentos ultraprocesados y extremadamente dulces, nos hace enfermar.

El ser humano ha vivido la mayor parte de su existencia en el Paleolítico, concretamente dos millones de años. Algunos «expertos» defienden que existe una dieta ancestral u original; sin embargo, es difícil definir la dieta de nuestros ancestros, si es que la hubo, pues a finales del Paleolítico el ser humano ya habitaba casi todo el planeta (África, Este asiático, Europa, Oriente Próximo, América del Sur...) y, por supuesto, los habitantes comían aquello que tenían cerca: en pueblos pesqueros se comía más pescado y en los de interior, más bayas o carne de caza. Según la zona, la temporada y la geografía, la dieta era totalmente diferente.

Hasta el momento sabemos que durante el Paleolítico tardío la mayor parte de la dieta estaba conformada por carne, pescado, insectos, frutas, verduras silvestres, raíces y frutos secos. Sí que comíamos carbohidratos, pero no harinas refinadas, bollería o azúcares, sino que procedían de raíces, tubérculos, vegetales y frutas. Además, en algunos yacimientos arqueológico de Jordania y Turquía se han encontrado incluso restos de legumbres, semillas, cereales y migajas de pan en dientes de personas neandertales y del Paleolítico. Eso sí, no comían tanta cantidad ni en forma de harinas refinadas como lo hacemos hoy en día; de hecho, se cree que el consumo era puntual debido a la dificultad de recolección (con piedras y morteros) y la cocción del grano, pues la agricultura no había empezado y tampoco se disponía de hornos.

En excavaciones recientes se han encontrado trozos de dátiles en dientes de neandertales, en zonas de Bélgica e

Irak, de hace más de 42.000 años *(Proceedings of the National Academy of Sciences)*, e incluso hay evidencias de que se consumían olivas, peras e higos en el norte de Israel en el Paleolítico. También se han encontrado trozos de manzana, naranjas y frutos del bosque en Kazajistán, China y Europa hace 30.000 años. Sin embargo, las manzanas, los dátiles, los higos y las peras modernos no son iguales desde el punto de vista nutricional que los que ingerían nuestros antepasados, puesto que la selección e hibridaciones hechas por humanos los ha hecho más grandes y dulces. Aun así, el ser humano consume fruta desde tiempo inmemorial.

Algunos paleoantropólogos creen que los cazadores-recolectores comían una variedad mucho más amplia de alimentos que el ser humano moderno, hecho que favorece tener una microbiota intestinal muy diversa que confiere protección y se relaciona con una mayor longevidad. No obstante, los expertos comentan que se comía en menores cantidades para minimizar el riesgo de envenenamiento y, lógicamente, por la baja disponibilidad.

Muchos defienden que durante el Paleolítico solo comíamos carne y en abundantes cantidades, pero ¿fue realmente así? Pues lo cierto es que esa afirmación no tiene mucho sentido: el consumo de carne no podía ser tan abundante y frecuente, menos aún en las cantidades que consumimos hoy en día. Es lógico, dado que en esa época no existían métodos de conservación como los actuales y, además, dependían totalmente de la caza: si no cazaban, no comían carne. La carne está mucho mucho más disponible hoy que nunca antes en la historia de la humanidad.

Además, la carne que comían era carne de caza, con sus órganos y médula, procedente de animales pequeños y, sobre todo, aves, pues son más fáciles de cazar. Este tipo de carne tiene muchísima menos grasa, especialmente saturada, que la carne comercial actual y un mayor contenido en ácidos grasos omega 3 que la carne de animales alimentados a base de cereales. De hecho, la carne de caza tiene mucha menos tendencia a elevar los niveles de colesterol sérico que la carne roja que encontramos en los supermercados. No, nuestros antepasados no comían jamón york envasado, morcilla, panceta, salchichón ni salchichas.

Por otro lado, debido a que no había animales domésticos durante la Edad de Piedra, tampoco teníamos acceso frecuente a productos lácteos. De hecho, tiene todo el sentido que el 65 por ciento de los humanos seamos genéticamente intolerantes a la lactosa, es decir, que no podamos digerir bien la leche, pues, aunque es cierto que se han encontrado restos de lácteos de oveja y de cabra en dientes de neandertales, su consumo era muy puntual.

Un dato curioso es que algunos pueblos, como los masáis o los habitantes de zonas con mayor descendencia de agricultores, presentan altos niveles de persistencia a la lactosa (es decir, genéticamente la pueden tolerar) por la elevada frecuencia de su consumo a lo largo de la historia. Es fascinante cómo el cuerpo se adapta a nuestros hábitos generación tras generación.

La ingesta de proteínas para los humanos del Paleolítico normalmente estaba por encima del 30 por ciento de la energía diaria, con lo que sorprende que la recomendación actual sea de entre el 12 y el 15 por ciento. De hecho, la ingesta de proteínas observada para otros primates, como chimpancés y gorilas, también es más alta que la recomendada por los nutricionistas. Sería absurdo que los seres humanos, que durante la evolución añadieron habilidades de caza y recolección de alimentos a su herencia de primates superiores, ahora se vieran perjudicados de alguna manera como resultado de la ingesta de proteínas habitualmente toleradas o incluso requeridas por sus parientes cercanos. ¡La proteína no causa ningún daño en los riñones ni en los huesos! Todo lo contrario, de hecho, no comemos la suficiente proteína.

Por otro lado, pueblos como los masáis, cuya dieta se basa prácticamente en el consumo de proteína animal, como leche, carne y sangre, presentan bajos niveles de colesterol sanguíneo, y la prevalencia de arterosclerosis, hipertensión y dislipidemia es muy baja. Este factor se atribuye a su estilo de vida libre de estrés y a su buen estado físico, pues el ejercicio intenso hace que sus vasos coronarios sean de gran capacidad y libres de estrés oxidativo, generando un efecto protector. No tiene lógica que cause cáncer un alimento que llevamos miles de años consumiéndolo sin problema alguno.

Como ves, no existen blancos ni negros, existen contextos. Y es importante comprenderlo para no caer en extremismos.

Por ejemplo, acabamos de ver que sí se consumían frutas en el Paleolítico, pero no zumos industriales con altas cantidades de azúcar y aditivos como los actuales. Claro que se comían carbohidratos, pero provenían de tubérculos, raíces y fruta no modificada, con mucha menos cantidad de azúcar, libre de saborizantes, azúcares añadidos, espesantes y grasas hidrogenadas.

Además, el consumo de este tipo de carbohidratos en el Paleolítico no era abundante por la poca disponibilidad y estaba justificado su elevado gasto energético diario, especialmente en el caso de los cazadores-recolectores que tenían que moverse constantemente para cazar. Ahora mismo, sabiendo que la sociedad es extremadamente sedentaria, no tiene sentido que comamos tanta cantidad de alimentos y, menos aún, procedentes de carbohidratos: nos sobra energía que acabamos almacenando en forma de grasa.

Claro que se consumía carne y pescado, pero de caza, no de manera frecuente y menos aún en las cantidades industriales que comemos en la actualidad. Tampoco comían nuestros ancestros salchichas, panceta y hamburguesas ultraprocesadas acompañadas de pan blanco, salsas o patatas fritas, todo lo cual se suma al estrés crónico actual; vamos, todo un combo explosivo.

Decir que existió una única dieta en el Paleolítico es imposible, pero sí que podemos establecer unas nociones básicas acerca de lo que ingerían nuestros ancestros homínidos:

- Comían carne intuitivamente.
- El consumo de carne no era superior al actual, no había tanta abundancia.

- Tenían un mayor consumo de proteínas.
- Comían carne de caza, sus órganos y médula ósea.
- Comían carne con menos grasa.
- Consumían mucha más fruta y verdura que ahora.
- Comían mucha variedad de vegetales y raíces.
- Comían aquello disponible por temporadas y, obviamente, de proximidad.
- No bebían lácteos con frecuencia, como mucho alguno de oveja y cabra, fermentados y en forma de queso.
- No comían en exceso, pues no había tanta abundancia.
- No comían en abundancia cereales ni pan.

Así, en el Paleolítico se comían alimentos nutricionalmente densos y con moderación. Ahora, sin embargo, comemos mucho más de lo que gastamos en nuestro día a día y nos nutrimos a base de alimentos vacíos de nutrientes: galletas, pan, cereales, zumos industriales o carne procesada. Estos alimentos no nos nutren con vitaminas ni minerales, sino que añaden a nuestro organismo calorías que no necesitamos, que no gastamos, y no nos aportan ningún nutriente positivo para el buen funcionamiento de nuestro cuerpo.

¿Cómo tenemos que alimentarnos entonces para alcanzar una longevidad saludable y recuperar nuestra vitalidad? Vamos a ello.

Comer bien no es hacer dieta restrictiva, sino alimentarnos como un ser humano.

Ahora que tenemos claro qué es lo que el ser humano comía por intuición, vamos a revisar qué dicen los últimos estudios científicos y qué se come en las regiones más longevas, con el fin de construir nuestro plato ideal.

Seguramente, si estás leyendo este libro, ya sabes de sobra que comer suficientes vegetales y beber abundante agua forman parte de la nutrición saludable. Sin embargo, quiero poner las prioridades sobre la mesa.

Para mí, el primer punto cuando hablamos de nutrición saludable es definir tu contexto y cuál es tu objetivo. Por ejemplo, el plato saludable para Joaquín, que pesa 85 kg y no entrena nunca, no será el mismo que el de Patricia, que pesa 55 kg, corre maratones cada mes y entrena de cuatro a seis veces por semana.

El cuerpo de Joaquín no necesita las mismas cantidades de hidratos de carbono, proteínas o líquidos que el de Patricia, ni de lejos. Muy probablemente Patricia necesite hacer tres o cuatro comidas al día, abundantes en hidratos de carbono para cubrir su elevado gasto energético y muchos más líquidos para reponer los electrolitos perdidos. Si no come lo suficiente, quizá tenga problemas hormonales y un bajo rendimiento deportivo.

Por otro lado, Joaquín, con dos comidas bien nutritivas y saciantes tendrá suficiente, y necesitará una cantidad baja de carbohidratos, pues tiene un gran depósito de grasa que puede utilizar como energía. Si come un exceso de carbohidratos, los va a almacenar en forma de grasa en su hígado y en su tripa.

Debemos saber que el azúcar en sangre se almacena en los músculos y el hígado, y este se gasta cuando nos movemos o hacemos ejercicio. Por lo tanto, si Joaquín nunca los gasta porque no se mueve... ¿para qué necesitamos darle hidratos de carbono en todas las comidas? Lo vamos a sobrealimentar: hacer una alimentación de este tipo solo hará que empeore su metabolismo y le dificulte perder grasa. En su caso, aumentar el aporte en proteínas y grasas le va a ayudar a sentirse más saciado, mejorando la adherencia a su plan dietético y ayudándole a reducir ese porcentaje extra de grasa.

Así pues, aunque todos necesitamos cierto aporte de proteínas, carbohidratos y grasas, la distribución de estas no se puede generalizar, sino que debe ajustarse a cada persona.

Realmente, si nos fijamos en el curso de la historia, lo que ha cambiado en los últimos años es que comemos demasiado y no nos movemos. Este es el verdadero y grave problema.

Carne, lácteos, cereales, vegetales, huevos... ¡Ya veníamos comiéndolo desde hace años! La culpa no la tiene ningún alimento en concreto: debemos centrarnos en movernos más y organizar nuestra nutrición para que esté equilibrada con nuestro gasto y nos sacie lo suficiente.

En estas páginas voy a ayudarte a construir tu plato saludable.

1. Hidratación consciente

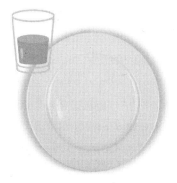

Los habitantes de las zonas azules no se hidratan con refrescos azucarados, sino que su ingesta de líquidos procede de agua de calidad, té y café, haciendo un consumo puntual y social de vino tinto. Los adultos que se mantienen bien hidratados parecen estar más sanos, desarrollan menos afecciones crónicas, como enfermedades cardiacas y pulmonares, y viven más tiempo en comparación con aquellos que no obtienen suficientes líquidos.

Y es que los seres humanos somos agua en un 65 por ciento. La regulación del balance de fluidos es uno de nuestros mecanismos reguladores más importantes y, por lo tanto, la deshidratación nos afecta muchísimo.

Las pautas oficiales recomiendan beber un mínimo de 1 a 1,5 litros al día, y en el caso de deportistas, ancianos y en épocas calurosas, lo ideal es beber de 2 a 3 litros de agua al día. El signo más claro para evaluar si estás deshidratado es midiendo el color de la orina. El color normal sería amarillo paja o amarillo translúcido, y si nuestra orina tiene un color más fuerte y hay poca cantidad significa que debes incrementar tu aporte hídrico.

Recomiendo evitar el uso de botellas de plástico y menos aún rellenarlas de nuevo, pues liberan BPA y ftalatos: es mejor utilizar envases de vidrio.

Aunque el agua del grifo es segura en muchos países, sí es cierto que tiene un alto contenido en cloro y calcio. Para tratar de minimizar la exposición podemos utilizar, por ejemplo, jarras de agua filtrada con filtros de carbón activo o instalar un filtro de osmosis inversa. Si notas fatiga, te recomiendo añadir a tu vaso de agua un poquito de agua de mar filtrada isotónica, agua de coco o incluso un poco de zumo de limón con sal marina no refinada (media cucharadita por litro) para aportar electrolitos a nuestra agua y así mejorar la absorción de fluidos. ¡También es un muy buen truco para el estreñimiento!

Otras ideas de bebidas saludables:

- Té helado con limón y menta.
- Té kombucha.
- Té matcha.
- Agua mineral carbónica sin azúcar.
- Bebida de achicoria.

Y sí, la dosis de alcohol recomendada es la que no se toma. Que una copa de vino al día alarga la vida es, probablemente, uno de los mitos que más enquistados están en nuestra cultura. No existe copa de vino cardiosaludable ni neuroprotectora. De hecho, a partir de los 16 g de alcohol (lo que contiene una o dos copas de vino), según la famosa revista científica *Nature*, se incrementan considerablemente los riesgos de sufrir presión arterial alta, enfermedades cardiacas y cerebrovasculares, enfermedades del hígado y del aparato digestivo, algunos tipos de cáncer, demencias, depresión, adicciones y ansiedad. Recuerda, a más alcohol, más pequeño se hace tu cerebro y más cortos tus telómeros.

2. Aportando proteínas

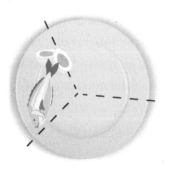 El error más común que comete la gente a la hora de alimentarse es, sin duda, no consumir la suficiente proteína. Un bol de cereales, un plato de pasta, una tostada con un par de lonchas de pavo... ¡No es suficiente! Especialmente en el desayuno, pues las proteínas son esenciales para la producción de neurotransmisores y otros componentes importantes del sistema nervioso como la serotonina. Consumir proteínas por la mañana contribuirá a tener una mejor función cerebral, mayor concentración y claridad mental.

La proteína también desempeña un papel fundamental a la hora de ayudarnos a crear masa muscular; sin embargo, va mucho más allá. También nos ayuda a sentirnos saciados, con lo que es ideal especialmente si tu objetivo es reducir tu porcentaje de grasa.

Además, nuestro cuerpo necesita la proteína como materia prima para la reparación de nuestros órganos y enzimas y para llevar a cabo muchos otros procesos metabólicos. Un plato ideal debería contener, como mínimo, 30 g de proteínas netas. Estas las podemos encontrar en productos vegetales como legumbres, frutos secos o cereales, y también en productos de origen animal como huevos, carne o lácteos.

Habrás oído, probablemente, que la alta ingesta de proteínas causa daño en los riñones. Sin embargo, ha sido comprobado por la ciencia que se trata de un mito y que las dietas altas en proteína no repercuten negativamente en la función renal en adultos sanos; es más, la falta de estas sí que se relaciona con múltiples problemas de salud como sarcopenia, disminución de la inmunidad y debilitamiento de los sistemas cardiacos y respiratorios.

¿De dónde la podemos obtener? Voy a dar algunos ejemplos para poner en tu plato:

- 1 taza de guisantes + 1 taza de garbanzos: 25 g.
- Pechuga de pollo (del tamaño de la palma de la mano): 42 g.
- 1 yogur de vaca: entre 5 y 10 g.
- 1 lata de sardinas: 25 g.
- ½ vaso de queso fresco: 15 g.
- 1 yogur de soja: entre 4 y 6 g.
- 1 puñado de almendras: 6 g.
- 1 vaso de cubos de tofu firme: 25 g.
- 2 huevos camperos: 12 g.
- 1 taza de quinoa: 8 g.

Como ves, puedes obtener la proteína de múltiples fuentes: legumbres, lácteos, huevos, pseudocereales como la quinoa, carne, pescado... Sin embargo, hay que aclarar que las personas que sean veganas o vegetarianas deben hacer un consumo mayor de proteínas totales, pues la capacidad de absorción de las proteínas vegetales se ve disminuida entre un 10 y un 20 por ciento por la presencia de antinutrientes como fitatos y taninos, en comparación con la proteína de origen animal.

Por ejemplo, si yo no consumo proteína de origen animal y necesito tomar en el día 100 g de proteína, trataré de consumir 120 g en total para compensar esas proteínas que se quedan por el camino. Podemos llevar una dieta libre de productos animales. No obstante, deberemos prestar especial atención en cubrir todas las necesidades dietéticas y suplementarnos con omega 3, pues ni las semillas ni los frutos secos contienen este ácido graso. Estas contienen ácido alfa-linolénico, que muy difícilmente se convertirá en EPA y DHA, que son realmente los ácidos grasos que nuestro cuerpo necesita. Por ello, si sigues una dieta libre de proteína animal, conviene añadirlos en forma de suplemento en tu alimentación. También será imprescindible suplementarnos con vitamina B12, una vitamina ausente en las dietas libres de proteína animal.

Una proteína maravillosa: el pescado

En la mayoría de las zonas azules, la gente come regularmente pescado, concretamente de unas tres porciones pequeñas a la semana, pues son una buenísima fuente de proteínas, vitaminas, minerales y grasas omega 3 antiinflamatorias.

Distintos metaanálisis han demostrado que el consumo de más de 1 g de omega 3 (EPA y DHA) al día ejerce beneficios clínicos en pacientes con depresión. Además, distintos autores indican que la suplementación con omega 3 tiene efectos beneficiosos en la prevención y la atenuación de la progresión del Alzheimer, pues ejerce un efecto antiinflamatorio en el cerebro, protegiéndolo de la demencia.

Además, tener unos buenos niveles de ácidos grasos omega 3 en nuestras membranas celulares nos ayudará a tener una menor respuesta inflamatoria. Este tipo de ácidos grasos son clave en la producción de citocinas antiinflamatorias que ayudan a nuestro cuerpo a resolver procesos infecciosos o traumatismos, acelerando el proceso de recuperación.

El pescado azul es el alimento que más recomiendo por su contenido en omega 3. Sin embargo, la presencia de metilmercurio en distintos tipos de pescados y marisco ya es un problema grave de salud público: su consumo frecuente se relaciona con efectos negativos en el sistema nervioso, digestivo e inmunitario. En las zonas azules, en la mayoría de los casos, los pescados que se comen son pescados pequeños y relativamente baratos, como sardinas, anchoas y bacalao. Estas son especies que se encuentran en la mitad de la cadena alimenticia y no están expuestas a los altos niveles de mercurio u otros productos químicos como los PCB.

En la tabla siguiente están los pescados con más contenido en mercurio y de los cuales te recomiendo que no hagas un consumo frecuente:

BAJO	MODERADO	ALTO	MUY ALTO
Seguro, 2-3 veces por semana	Seguro, 1 por semana	Seguro, 1-2 veces al mes	Evitar
Camarón	Perca	Pez espiga	Pez espada
Salmón de piscifactoría	Langosta	Atún de aleta amarilla	Atún patudo
Lenguado común	Salmón atlántico	Atún en lata	
Sardina	Lota		
Pulpo y calamar	Lubina		
Cangrejo	Rape		
Trucha y bacalao	Lenguado del Atlántico (halibut)		
Arenque			
Mejillones, almejas y ostras			

Puedes ampliar tu búsqueda en las listas de WWF o Seafood Watch para identificar qué especies de mariscos debes evitar (pesca excesiva, etc.). Te recomiendo escoger el pescado certificado por el MSC y Friend of the Sea, que aseguran una pesca responsable.

Te recomiendo que si consumes pescado en conserva, que sea en recipientes de cristal y en conserva de aceite de oliva virgen extra o en agua. El aceite de girasol es muy alto en ácidos grasos omega 6 y 9, que pueden promover la inflamación si se consumen con frecuencia. Por otro lado, las latas contienen aluminio y sustancias quelantes, así que es más recomendable comprarlo en tarros de cristal.

Personalmente, te recomiendo recurrir a pescados pequeños y, por lo tanto, con menor contenido en mercurio y llenos de ácidos grasos antiinflamatorios. Sabiendo que necesitamos de de 1 a 2 gramos diarios de omega 3, sería suficiente con consumir 200 g, dos o tres veces por semana, de alguno de estos pescados:

- Sardinas: 1.500 mg.
- Arenque: 2.000 mg.
- Caballa: 500 mg.
- Anchoas: 300 mg.

En caso de que no te guste el pescado, puedes recurrir a la suplementación de omega 3 procedente del pescado o también de origen vegetal, extraído del lino o de microalgas.

Un buen suplemento de omega 3 debe tener:

- Más del 60 por ciento de los ácidos grasos deben ser EPA + DHA.
- Un certificado de calidad (IFOS).
- Antioxidantes (vitamina E).
- Certificado de pesca sostenible (como Friend of the Sea).

Es importante elegir un suplemento que tenga un certificado de calidad que asegure la ausencia de dioxinas, furanos y PCB, metales pesados y peróxidos, no nos vale cualquier suplemento. El certificado IFOS es garantía de que cumple con los estándares de calidad establecidos por el GOED, la OMS y el CRN.

Eso sí, prioriza: no te alarmes por el mercurio, las latas o los antinutrientes. Si no haces ejercicio ni tienes una dieta equilibrada, no tiene sentido preocuparse por estos detalles. Una vez tengas una alimentación bien organizada, hayas buscado el espacio para el descanso, cuides de tu salud mental y entrenes con regularidad, ya tendrás en cuenta esos detalles.

¿Qué otras proteínas podemos aportar en nuestro plato de longevidad saludable? Vamos a hablar de las fuentes proteicas más controvertidas: los huevos, la carne, la leche y la soja.

Sección de mitos y controversias sobre las proteínas

Miles de mitos rodean la nutrición, y aquí voy a incluir solo los más populares.

«Los huevos son malos porque obstruyen las arterias»

Se trata de un mito de los más grandes. La gente se alarma por los huevos, un alimento que llevamos siglos comiendo, pero se comen sin problema cereales azucarados, galletas o cerveza. ¡Es absurdo!

El huevo es un alimento riquísimo en vitaminas, minerales, proteínas y grasas saludables, especialmente rico en colina, necesaria para el buen funcionamiento del cerebro. La colina es un precursor de la acetilcolina, un neurotransmisor que está involucrado en la transmisión de señales nerviosas en el cerebro. Es vital para el aprendizaje, la memoria, el estado de ánimo y otras funciones cognitivas.

«Es que los huevos tienen mucho colesterol»: estudios muy recientes demuestran que no existe una correlación directa entre la ingesta de colesterol y el colesterol sérico. El colesterol elevado en sangre deriva de un mal estilo de vida y no por el consumo de alimentos con colesterol *per se*. Si tienes problemas con el colesterol, el objetivo deberá ser eliminar los alimentos con azúcares añadidos y harinas refinadas, hacer deporte, no fumar y tener un peso saludable. ¡Los huevos serán un superaliado!

Además, el colesterol total no es un marcador preciso del riesgo cardiovascular: estudios recientes indican que el tamaño de las partículas de colesterol y su estado de oxidación (apo B, LDL oxidado y VLDL), los niveles de homocisteína, triglicéridos y el índice HOMA-IR son marcadores mucho más precisos.

«La carne provoca cáncer»

La carne roja incluye toda la carne de mamíferos, como la carne de res (ternera o vacuno), cerdo, cordero, cabra y venado. En los últimos años ha habido una gran alarma social debido a la aparición de estudios que relacionan la carne con multitud de enfermedades. Pero ¿son tan consistentes tales afirmaciones como para retirar para siempre la carne roja de nuestras vidas?

Para hablar de este tema me gusta mucho mencionar un estudio en el que se cogieron 50 recetas de internet de manera aleatoria, y se concluyó que cuarenta de los cincuenta alimentos estaban relacionados con el cáncer. Pero no solo esto, sino que el mismo ingrediente en algunos estudios mostraba, a la vez, un aumento del riesgo de cáncer y en otros, una diminución de dicho riesgo. ¿Todo lo que comemos, entonces, causa cáncer? Obviamente, no, pero quiero señalar que muchos estudios individuales destacan efectos inverosímilmente grandes, a pesar de que la evidencia es débil.

Otro estudio realizado en 2019 revisó más de ciento cincuenta estudios, incluidos más de seis millones de participantes, y se publicaron una serie de artículos para *Annals of Internal Medicine*. Se revisaron ensayos controlados aleatorios y estudios observacionales que analizaron el impacto del consumo de carne roja y carne procesada en los resultados cardiometabólicos y de cáncer. En la revisión de doce ensayos con cincuenta y cuatro mil personas, los investigadores no encontraron una asociación estadísticamente significativa o importante entre el consumo de carne y el riesgo de enfermedad cardiaca, diabetes o cáncer. En tres revisiones sistemáticas de estudios que dieron seguimiento a millones de personas, notaron una reducción muy pequeña en el riesgo entre aquellos que consumían tres porciones menos de carne roja o carne procesada a la semana, pero la asociación era incierta. La magnitud de la asociación entre el consumo de carne roja y procesada y la mortalidad por todas las causas y los resultados cardiometabólicos adversos es muy pequeña y la evidencia, poco consistente. Puedes consultar los estudios en el apartado final de «Bibliografía».

El ser humano come carne desde tiempo inmemorial, y jamás hemos tenido tantos problemas cardiovasculares como ahora. Además, pueblos como los hadza, los yanomamis o los masáis tienen un altísimo consumo de carne y no presentan prácticamente problemas cardiometabólicos. Sería ilógico que toda la culpa del aumento de cáncer y enfermedades cardiovasculares se atribuyera a la carne.

¿Qué es lo que sí ha cambiado?

Los últimos estudios demuestran que el sedentarismo aumenta hasta cinco veces más el riesgo de sufrir cáncer de colon que, por ejemplo, el consumo de carne roja. Por otro lado, además, la regulación del azúcar en sangre es mucho más importante a la hora de cuidar de tus arterias y corazón que el consumo de alimentos ricos en colesterol y las grasas saturadas, por ejemplo. Esto sí ha cambiado: el sedentarismo y el alto consumo de harinas y azúcares refinados. Los huevos y la carne hace siglos y siglos que el ser humano los ha consumido sin problema alguno.

De hecho, en estudios recientes se observa que un aumento de la HbA1c en sangre (hemoglobina glicosilada), un marcador que mide la fluctuación de los niveles de azúcar, incrementa las posibilidades de sufrir una enfermedad cardiovascular hasta en un 18 por ciento. Esto se debe a que la resistencia a la insulina afecta el corazón y los vasos sanguíneos de muchas maneras.

Debemos entender que el endotelio es una capa de células que recubre el interior de los vasos sanguíneos y desempeña un papel fundamental en la regulación del flujo sanguíneo, la función de coagulación y la permeabilidad vascular. Cuando se produce una inflamación de bajo grado (obesidad, infecciones persistentes, consumo de tabaco, alcohol, estrés crónico...), las células del sistema inmunológico liberan citoquinas, proteínas y otros mediadores inflamatorios en el torrente sanguíneo.

La inflamación crónica puede llevar a la disfunción del

endotelio, lo que significa que las células endoteliales ya no funcionan correctamente. La disfunción endotelial se manifiesta a través de una reducción en la producción de óxido nítrico, una molécula que dilata los vasos sanguíneos y regula la presión arterial. Esto puede conllevar a una vasoconstricción, aumento de la presión arterial y mayor riesgo de enfermedades cardiovasculares.

La inflamación crónica puede aumentar la adhesión de células inflamatorias, como los leucocitos, a la superficie del endotelio. Esto puede llevar a la formación de placas ateroscleróticas en las paredes de los vasos sanguíneos. Estas placas son acumulaciones de grasa, colesterol y células inflamatorias que pueden estrechar los vasos y limitar el flujo sanguíneo.

También puede activar vías en el endotelio que promueven la coagulación sanguínea, aumentando el riesgo de formación de coágulos sanguíneos, lo que podría resultar en un accidente cerebrovascular o un ataque cardiaco.

En resumen, la inflamación crónica de bajo grado puede causar daño vascular a través de la disfunción endotelial, el aumento de la adhesión celular, la activación de procesos procoagulantes y el estrés oxidativo. Este daño endotelial subyace en muchas enfermedades cardiovasculares, como la arteriosclerosis, la hipertensión y las enfermedades del corazón. Por lo tanto, controlar la inflamación crónica y mantener la salud del endotelio es crucial para prevenir complicaciones cardiovasculares.

Pongamos las prioridades donde tocan, la culpa de las enfermedades cardiovasculares no es la carne ni los huevos, es que estamos inflamados y comemos demasiado para lo poco que nos movemos.

Consejos para el consumo de carne roja

La carne tiene una alta biodisponibilidad proteica, contiene muchísima cantidad de vitaminas y minerales como hierro, zinc y selenio (antioxidantes) o vitaminas del grupo B. Si el animal ha podido pastar, a diferencia de la carne alimentada con soja y cereales, esta será mucho más rica en ácidos grasos antiinflamatorios como ácido linolénico (ALA), ácido linoleico conjugado (CLA) y omega 3. Además, la carne de pasto posee un menor contenido en ácido araquidónico, un ácido graso omega 6 que se relaciona con la inflamación, el acortamiento de telómeros y una menor longevidad.

Y es que no podemos poner todas las carnes en un mismo saco: la carne ultraprocesada no tiene nada que ver con la de pasto. La carne ultraprocesada tiene un alto contenido en grasas saturadas, hidrogenadas, nitritos y nitratos, incluso a veces se ha mezclado con harinas refinadas y glutamato monosódico (GMS). Estos compuestos añadidos sí suponen un alto riesgo para nuestra salud.

En Okinawa, por ejemplo, una de las regiones azules, sí se consume cerdo regularmente, pero este cerdo se ha alimentado de boniatos, con lo que la composición de la carne es menor en grasa, con mayor contenido de antioxidantes y mayores niveles de omega 3.

Reflexiones sobre la carne roja

- Muchas de las contraindicaciones del consumo de carne roja vienen de los problemas ocasionados de su cocinado. Si la carne la cocinamos en exceso y observamos partes quemadas, significa que hay presencia de aminas heterocíclicas. Estos compuestos tienen efectos carcinogénicos, es decir, capacidad para aumentar el riesgo de desarrollar cáncer en el organismo. Se ha demostrado en estudios de laboratorio y en modelos animales que ciertas aminas heterocíclicas pueden ser tóxicas y dañar el ADN, lo que puede contribuir al desarrollo de cáncer en humanos. Así pues, te recomiendo no cocinar de más la carne y marinarla antes, pues reduce la aparición de estos compuestos.

- Te recomiendo comer cortes magros y, a poder ser, poco cocinados como el pastrami, el tartar de vacuno o el roast beef.

- No uses aceites vegetales como girasol o canola para su cocción, tienen altos niveles de omega 6 y ácido araquidónico, que promueven la inflamación. Utiliza aceite de oliva virgen extra a temperaturas moderadas o mantequilla de origen ecológico, clarificada o ghee.

- Ya que no es viable que todo el mundo consuma a diario carne de pasto, tanto por razones de sostenibilidad como económicas, veo responsable recomendar su consumo a una o tres veces por semana.

- Combina su consumo con la toma de vegetales, que tienen un efecto cardioprotector.
- Quiero recordar que el consumo de carne roja no está presente en todas las zonas azules, donde es limitado y ocasional. No podemos decir que la carne es indispensable, pues es totalmente prescindible si hemos decidido no consumirla y hay muchas otras opciones de origen vegetal. No la necesitas, pero que no te asuste consumirla con moderación.

«Los lácteos inflaman»

Aunque es cierto que en las zonas más longevas su consumo no es frecuente, no es cierto que nos inflamen a todos por igual. Por ejemplo, en revisiones sistemáticas recientes de ensayos controlados aleatorizados (mayor nivel de evidencia), el consumo de lácteos no ha demostrado ningún efecto en la inflamación. De hecho, en un metaanálisis reciente, la gran mayoría de los estudios realizados mostraron incluso una reducción de los marcadores de inflamación.

Por otro lado, es cierto que más de la mitad de la población no tolera la lactosa y, además, existen estudios donde se observan reacciones negativas (empeoramiento de los marcadores de inflamación y aumento del dolor) debido a la toma de lácteos que mejoran al retirarlos en personas con la enfermedad de Crohn, síndrome de Sjögren, enfermedad celiaca, diabetes tipo 1, esclerosis múltiple, nefropatía membranosa y artritis reumatoide.

Eso es debido a que la leche contiene sustancias como butirofilina, ß-lactoglobulina, BSA, insulina bovina y ß-caseína que pueden exacerbar los síntomas de personas con enfermedades autoinmunes debido al mimetismo molecular, es decir, a la similitud estructural entre proteínas alimentarias y proteínas del propio cuerpo, lo que puede llevar a que el sistema inmunológico ataque erróneamente las células y tejidos del organismo, desencadenando enfermedades autoinmunes como la enfermedad celiaca o la diabetes tipo 1.

En síntesis, los lácteos te inflaman si tienes mala absorción a la lactosa, intolerancia o alergia a sus proteínas, pero no son inflamatorios *per se*, depende de cada individuo.

Si deseas consumir lácteos, te recomiendo que lo hagas en pequeñas porciones, en forma de kéfir, quesos y yogures no azucarados.

«La soja causa cáncer»

De hecho, es todo lo contrario. Estudios recientes indican que el consumo de soja puede estar asociado con una pequeña reducción en el riesgo de cáncer de mama en mujeres asiáticas. En Japón, por ejemplo, y otros países asiáticos, existe una menor incidencia de enfermedad cardiovascular y de algunos cánceres hormonodependientes, como los de mama, endometrio, próstata y colon que se asocia al elevado consumo de soja.

Las isoflavonas (genisteína y daizeína) presentes en la soja son parecidas molecularmente al estrógeno, por eso se las llama «fitoestrógenos». Los fitoestrógenos son compuestos químicos vegetales que pueden actuar de manera similar a los estrógenos en el cuerpo humano. Los receptores beta están involucrados en la regulación de la proliferación celular y la apoptosis (muerte celular programada). Se ha sugerido que los fitoestrógenos de la soja podrían interactuar con los receptores beta de una manera que inhiba la proliferación celular descontrolada, que es una característica común en el desarrollo del cáncer hormonodependiente.

También los fitoestrógenos de la soja son ideales en la menopausia, pues podrían ayudar a reducir los síntomas del climaterio, como los sofocos, y además podrían actuar como un potente antioxidante.

Algunos critican que la soja tiene una elevada huella de carbono, pero es preciso saber que el 80 por ciento de la producción de soja va dirigida para alimentar al ganado, no para el consumo de los humanos. El problema de la soja es el uso del glifosato como herbicida, relacionado con multitud de problemas de salud, por eso es importante consumir soja libre de pesticidas. Personalmente, te recomiendo utilizarla en forma de tempeh o tofu firme de origen ecológico, pues, al ser una legumbre, digestivamente se toleran mejor.

3. Más verdura, más vida

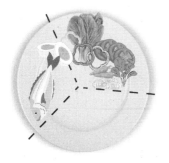

Cuando hablamos de «longevidad saludable», sin duda debemos mencionar los vegetales, puesto que es el grupo de alimentos al que numerosos estudios científicos atribuyen múltiples beneficios.

Se ha observado, por ejemplo, que el consumo de 250 g de brócoli durante diez días aumenta un 39 por ciento la luteína plasmática (antioxidante) y reduce un 48 por ciento la PCR plasmática (un indicador de inflamación) en fumadores jóvenes. También se han mostrado efectos similares con el consumo de salsa de tomate natural, alta en licopeno, luteína y betariptoxantina. Su consumo regular ha demostrado que reduce los marcadores de inflamación, como la IL-6, y los niveles de colesterol oxidado (LDLox) en distintos estudios. Esto es debido a que el licopeno se encuentra en las membranas celulares del tomate, así que para poder gozar de todas sus propiedades es necesario cocinar o calentarlo, aumentando así tres veces más el contenido en licopeno, comparado con el tomate crudo (3 mg).

La ciencia ha demostrado en múltiples ocasiones que los vegetales son una poderosa arma para aumentar la longevidad y promover la salud, pues su consumo se relaciona con una mayor longitud de los telómeros y con menores niveles de estrés oxidativo, y, sin duda, generan un efecto cardioprotector y antineoplásico.

ANTIOXIDANTES	FUENTES
Isoflavonoides	Soja (tofu, tempeh, edamame...), lentejas, alfalfa, trébol rojo, garbanzos
Licopeno	Tomate, sandía, papaya, zanahorias, pimientos, remolacha, rúcula
Quercitina	Cebolla, manzana, uvas, cítricos, espinacas, brócoli, berros y pimientos
Sulforafano	Brócoli, coles de Bruselas, col kale, coliflor
Curcumina	Cúrcuma
Catequinas	Té verde, brócoli, espinacas, cebollas y pimientos
Resveratrol	Pimientos, cebollas, berros, apio, tomates, espárragos, uvas, arándanos, frambuesas, granadas
Ácido elágico	Fresas, berros, alcachofas, nueces, granadas, frijoles rojos y espinacas
Hesperetina	Pimientos, apio, naranjas, pomelos, limones, mandarinas

Los beneficios del consumo de vegetales son debidos a su alto contenido en vitaminas, minerales y antioxidantes como la quercitina, beta-carotenos, licopeno, luteína... En segundo lugar y no menos importante, son beneficiosos por su alto contenido en fibra, que nos ayuda a mejorar el tránsito intestinal y a nutrir nuestra microbiota. Finalmente, nos ayudan a sentirnos saciados. En la tabla encontrarás mis antioxidantes favoritos relacionadas con la longevidad y dónde puedes encontrarlos.

Las personas de las zonas azules comen una gran variedad de fruta y vegetales de la huerta que luego encurten o secan para poderla consumir en épocas donde no están de temporada. La fermentación bacteriana que resulta del encurtido de los alimentos hace que sean más ricos en bacterias ácido-lácticas, maravillosas para nuestros intestinos. Es por esto por lo que recomiendo a mis pacientes que añadan a diario algún tipo de alimento fermentado como pepinillos, kombucha, chucrut, cebolla encurtida o tempeh, pues son fermentados de buena calidad que nos ayudan a tener una microbiota saludable. Puedes incluso hacerlos tú en casa muy fácilmente con una salmuera.

En Cerdeña, una de las zonas azules, la dieta tradicional incluye muchos frijoles, cereales integrales y verduras. En Loma Linda, en California, que es el hogar de una comunidad de adventistas del séptimo día que practican el vegetarianismo, el consumo de vegetales, tubérculos, fruta y cereales es muy elevado.

En Okinawa, por ejemplo, las dietas tradicionales se basan también en alimentos de origen vegetal como batatas, que tienen un alto contenido de antioxidantes, y tofu artesanal, rico en proteínas y grasas saludables. El consumo de algas es también frecuente y tiene propiedades muy interesantes: contienen fucoidanos y fucoxantina, que son antioxidantes, antiproliferativos, antiangiogénicos y antiagregantes, ayudando a controlar la glucemia y a la regulación hormonal, pues poseen un alto contenido en yodo, indispensable para el buen funcionamiento de la glándula tiroides.

En Okinawa se consumen, ocasionalmente, pequeñas cantidades de pescado y cerdo alimentado a base de bellotas. También consumen própolis local, que tiene propiedades anticancerígenas, y jengibre marino, rico en jingerol, antioxidante y antiinflamatorio, que podría proteger frente a la obesidad. En síntesis, en las regiones azules se comen alimentos con una alta densidad de nutrientes: alimentos con pocas calorías, pero con un alto contenido en vitaminas, minerales, fibra, proteínas y grasas saludables.

SOBRE LOS ANTINUTRIENTES

Los antinutrientes (lectinas, fitatos, saponinas, glicoalcaloides...) a menudo se encuentran en raíces y semillas de plantas, nueces, legumbres y solanáceas.

El propósito de los antinutrientes es proteger la planta de factores externos como bacterias, mohos, insectos y plagas. De hecho, tiene sentido que las medidas protectoras de las plantas también causen problemas intestinales, especialmente en personas con problemas digestivos de base.

Sin embargo, combinando dos o más técnicas, como el remojado con vinagre de manzana o bicarbonato, la lactofermentación, la germinación y el cocinado a altas temperaturas, se pueden reducir hasta un 98 por ciento. En la tabla puedes encontrar recomendaciones de cómo cocinarlas para mejorar su absorción, pues si no lo hacemos correctamente podemos tener problemas de mala absorción de calcio, hierro e hinchazón abdominal. Un truco es utilizar el alga kombu durante la cocción, pues ablanda las fibras acortando la cocción de las legumbres.

Añado que consumir legumbres es totalmente opcional, pues existen muchas personas que no las digieren bien y no debemos forzar su consumo, ya que son totalmente prescindibles. Las que mejor se digieren son las lentejas rojas y los guisantes por su menor contenido en antinutrientes.

Por otro lado, quiero destacar que los pueblos yanomami (Brasil y Venezuela) y hadza (Tanzania) tienen la microbiota intestinal más diversa del planeta, factor que también se relaciona con la longevidad saludable. Así que poner la mayor variedad de vegetales posible en tu plato es, sin duda, un buen hábito para tener una microbiota saludable.

A pesar de que son poblaciones humanas modernas, el estilo de vida y la dieta de los yanomamis y los hadza per-

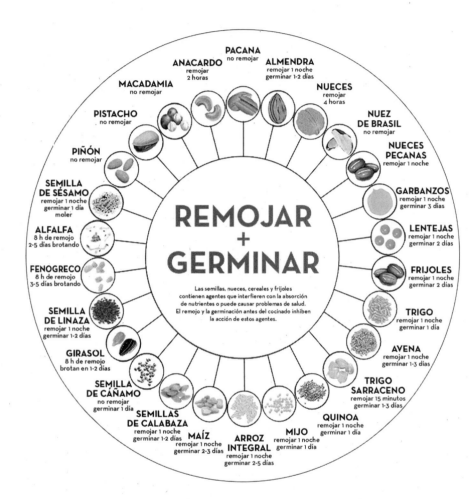

Figura 8: Tiempos de remojo y germinado de las legumbres, cereales y frutos secos. Fuente: adaptación de Sovijärvi et al. (2018). *Biohacker's handbook.*

manecen prácticamente sin cambios con respecto a los de sus antepasados de hace miles de años. El pueblo hadza, por ejemplo, no come alimentos procesados, rara vez está expuesto a antibióticos y come según la temporada. Se come más carne en la estación seca y más vegetales y fruta en la estación húmeda: bayas, tubérculos, miel, raíces... consumen alimentos de proximidad y muy variados. Si te preocupa el medio ambiente y la agricultura sostenible, te recomiendo que consumas verdura de proximidad y de temporada. Las verduras cultivadas localmente y en temporada tienden a tener menos residuos de pesticidas en comparación con las que viajan largas distancias y se almacenan durante mucho tiempo: además, tienen un impacto ambiental mucho menor.

SOBRE LOS PESTICIDAS EN LA VERDURA Y LA FRUTA

El glifosato, el dicloro difenil tricloroetano (DDT) o los organofosforados, entre otros, son algunos de los pesticidas usados en la agricultura que han sido objeto de preocupación y estudio debido a su potencial perjudicial para la salud y el medio ambiente, según diversas investigaciones científicas. Se han asociado con algunos tipos de cáncer, enfermedades neurodegenerativas, alteraciones intestinales, problemas hormonales y desarrollo infantil.

Las frutas y verduras que más pesticidas contienen son las llamadas *dirty dozen* («doce peores»): fresas, espinacas, col rizada, melocotón, nectarinas, peras, manzanas, uvas, pimiento verde, arándanos, cerezas y judías verdes.

Recomiendo que de los vegetales que hemos mencionado hagamos un consumo puntual o los compremos de cultivo ecológico, que suelen utilizar pesticidas naturales como el aceite de neem. Para eliminar la mayor parte de los residuos, en caso de no comprarlas ecológicas, recomiendo remojarlas, frotarlas con un cepillo de cerdas suaves y, finalmente, secarlas, y también recomiendo pelar todas las que se puedan.

Eso sí, no empieces la casa por el tejado. Es decir, no prioricemos la compra de fruta y verdura ecológica en la pirámide de prioridades ni pensemos que por comer dos manzanas no ecológicas tendremos cáncer, nada más lejos de la realidad. Primero debemos llevar una nutrición balanceada, ser activos en nuestro día a día y cuidar nuestra salud mental, luego ya nos preocuparemos de «rizar el rizo» y optimizar la dieta. (Ver figura página 114).

Así pues, no olvides añadir una buena dosis de vegetales en tu plato, aproximadamente de 400 a 500 g de verdura diarios, que equivale a unas cuatro tazas. Si te es difícil, puedes recurrir a verdura congelada sin problemas, pues conserva igual sus nutrientes.

Nota para el lector

Seguro que te has encontrado con amigos o familiares que dicen que la fruta y la verdura «les sienta mal y les dan gases». En estos casos siempre explico que el problema no son las verduras, sino que cuando tu intestino ha estado inflamado por mucho tiempo (por abuso de medicación, tabaco, alcohol, sedentarismo, estrés...), deja de absorber temporalmente los carbohidratos presentes en las verduras (fructosa, sorbitol y fibra), provocando gases y alteraciones en la defecación. Si notas gases, hinchazón o diarrea al comer vegetales, es importante revisar bien posibles alteraciones intestinales, realizar una dieta específica y cuidar la microbiota para volver a tolerar de nuevo los vegetales y la fruta. En el capítulo siguiente sobre salud digestiva indagaremos más sobre la salud de tus tripas.

4. Aporta energía

Nuestro cuerpo puede obtener energía a partir de los carbohidratos, sí, pero también de las grasas y de las proteínas. Sin embargo, no nos interesa obtener energía a partir de las proteínas, pues nuestro cuerpo las utiliza como fuente de «emergencia» en estados de inanición,

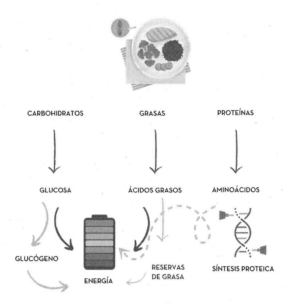

CARBOHIDRATOS   GRASAS   PROTEÍNAS

GLUCOSA   ÁCIDOS GRASOS   AMINOÁCIDOS

GLUCÓGENO

ENERGÍA   RESERVAS DE GRASA   SÍNTESIS PROTEICA

Figura 9: Metabolismo energético del cuerpo humano. Fuente: elaboración propia.

destruyendo así nuestra masa muscular. Las proteínas deben usarse para la producción de enzimas, regeneración de órganos y otros procesos vitales.

Los carbohidratos son moléculas de azúcar: cuando comemos pan, pasta o fruta, nuestro cuerpo descompone estos carbohidratos en moléculas de glucosa durante el proceso digestivo para poderlos almacenar en forma de glucógeno (en los músculos y el hígado) y utilizarlos *a posteriori*.

Esta glucosa, o azúcar en la sangre, es la principal fuente de energía para las células, los tejidos y los órganos del cuerpo. Cuando llega a la sangre, una vez absorbido a través del intestino delgado, nuestro páncreas secreta insulina, que provoca que las células expresen —es decir, que coloquen en sus membranas— un receptor llamado GLUT, una especie de compuerta para poder absorber este azúcar que circula por nuestra sangre. Una vez entre en la célula, a través de ciertos procesos enzimáticos va a convertirse en piruvato y luego en acetil-CoA, y, finalmente, entrará en nuestras mitocondrias, presentes en todas las células del cuerpo para producir ATP, la principal moneda energética con la que funciona nuestro cuerpo. Por otro lado, las grasas se absorben en el intestino delgado y son transportadas por los quilomicrones. Pueden ser utilizadas como fuente de energía a través de la betaoxidación para producir ATP, y lo que sobre, se almacena en forma de grasa.

Es decir, a partir de tres sustratos, nuestro cuerpo puede producir ATP, la molécula energética con la que nuestras células pueden funcionar. Y aquí viene la problemática... ¿Podemos absorber todos los carbohidratos y grasas que comemos? ¿Qué pasa si estamos constantemente comiendo de más?

Pues, lógicamente, nuestro cuerpo es inteligente: somos capaces de almacenar el exceso de glucosa en el hígado (100 a 120 g) y en el músculo (15 a 25 g por kilogramo de masa muscular), lo que llamamos «glucógeno». Cuando estos depósitos están llenos, nuestro cuerpo lo que hace para protegerte es dejar de absorberla. ¡Si absorbieran nuestras células todo lo que comemos, acabaríamos explotando! Las células se vuelven resistentes a la acción de la insulina, es decir, aunque el páncreas indique a tus células que dejen pasar la glucosa liberando insulina, estas ya no reaccionan ante su llamada, dejando de absorber correctamente la glucosa para protegernos. Además, el resto de la glucosa que no pueda absorberse se acabará almacenando en nuestros michelines, al igual que con el exceso de grasas.

La resistencia a la insulina sostenida en el tiempo puede comportar una reducción de diez a veinte años de vida.

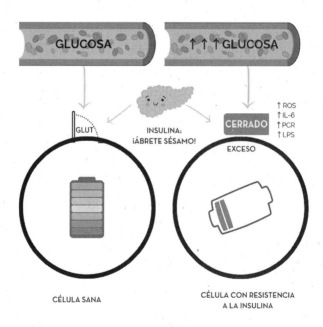

Figura 10: El mecanismo de la resistencia a la insulina. Fuente: elaboración propia.

Si continuamos comiendo de más, especialmente carbohidratos, tendremos niveles altísimos de insulina y azúcar en sangre que no puede entrar en la célula, hecho que se relaciona inversamente con la longevidad. Lo que ocurrirá es una especie de caramelización de las arterias y enzimas, empeorando los procesos enzimáticos, además de un acortamiento de los telómeros debido al aumento del estrés oxidativo e inflamación de bajo grado, dañando el ADN y las mitocondrias. Tendremos hambre todo el día y nos sentiremos con fatiga a todas horas.

Además, si la mayor parte de estos carbohidratos proviene de la fructosa, presente en frutas y bebidas azucaradas, el riesgo de sufrir hígado graso es muy elevado, especialmente en niños, pues nuestro hígado es incapaz de procesar tales cantidades de este tipo de azúcar. Hoy en día hay tantos adultos y especialmente niños con hígado graso no alcohólico debido al frecuente consumo de bebidas azucaradas, repletas de jarabe de fructosa y derivados.

Mi recomendación aquí es muy simple. El tercio resultante de tu plato, llénalo con cabeza. ¿Durante el día vas a moverte mucho y necesitas energía rápidamente disponible? Vamos a llenarlo con carbohidratos, como cereales integrales o pseudocereales (quinoa, trigo sarraceno, arroz integral...) o tubérculos (patata, yuca, plátano macho).

¿Que, por lo contrario, vamos a estar todo el día en casa o en la oficina sentados? En vez de comernos un plato de pasta, sustituye ese tercio del plato por grasas saludables, como nueces, almendras, coco, lino o chía molidos, aguacate o quesos curados o semicurados, para mantener unos niveles estables de azúcar en sangre. De hecho, todas las zonas azules consumen frutos secos, pues son una maravillosa fuente grasas de calidad, proteínas, vitaminas y minerales. Además, consumir dos puñados de nueces al día puede ayudar a reducir el colesterol en la sangre y aumentar el colesterol HDL.

Llevar una alimentación híbrida, variando las fuentes energéticas entre grasas e hidratos, nos ayuda a sensibilizarnos a la insulina en los días bajos en grasas y a aportarnos energía rápida los días que la necesitamos.

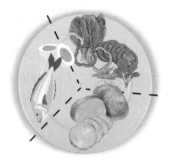 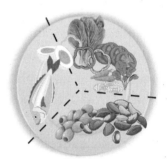

Días de mucho movimiento.

Días poco activos.

El azúcar no es el problema, el problema es la desregulación de los niveles de azúcar e insulina a lo largo del tiempo debido al desequilibrio entre lo que comemos y lo que gastamos.

Sobre la fruta

Aunque la fruta es muy rica en antioxidantes y vitaminas, debemos andarnos con ojo: es muy sana, sí, pero no podemos abusar. También es importante saber que, a través de la verdura, podemos obtener todas las vitaminas presentes en la fruta, así que no es realmente imprescindible su consumo. Por ejemplo, el pimiento rojo y amarillo tienen tres veces más vitamina C que un kiwi o una naranja, y con mucho menos azúcar.

Personalmente, te recomiendo que, si tienes problemas de resistencia a la insulina o tienes un estilo de vida muy sedentario, consumas como máximo una o dos porciones al día de fruta con bajo índice glucémico, como arándanos, fresas, moras o frambuesas, especialmente después de hacer algún tipo de actividad física. Sobre todo, evita tomarla regularmente en forma de zumo, menos aún procesado, pues probablemente te haga sentir más fatigado y con hambre, pasada media hora, debido a tu mala gestión del azúcar en sangre.

Si, por el contrario, eres una persona activa y con un metabolismo sano, no tengas miedo de comer fruta o tomar zumos caseros, pues la fruta, aparte de fructosa, nos aporta polifenoles y vitaminas que se asocian también con la longevidad. En múltiples estudios el consumo de fruta frecuente ha demostrado una disminución de marcadores inflamatorios como la proteína C reactiva, la IL-6 y el colesterol LDL.

De hecho, en las zonas azules se consume el azúcar en

su forma natural, que se encuentra en alimentos como las frutas o la miel. Estas formas naturales de azúcar también proporcionan fibra, antioxidantes y proteínas, que ayudan a regular el azúcar en la sangre.

Una de mis frutas favoritas es la aceituna, el fruto del olivo, y más aún su aceite: el aceite de oliva virgen extra. Este es rico en ácido oleico y policosanoles que nos protegen de la oxidación de las membranas celulares y del ADN, reduciendo así la inflamación de bajo grado. También regula la adhesión celular, reduciendo la invasividad de células cancerosas e inhibiendo la angiogénesis. El aceite es, sin duda, un nutriente clave en la dieta atlántica y mediterránea. Asegúrate, eso sí, de que no se exponga al sol y no calentarlo a altas temperaturas, para conservar sus propiedades.

Otras frutas interesantes para aportar son la granada, rica en ácido elágico, quercitina y punicalagina, y también los arándanos, ricos en antocinidinas que ejercen efectos antineoplásicos.

COME MENOS, VIVE MÁS

Distintos productos se asocian negativamente con la longevidad, es por ello por lo que te recomiendo evitar consumirlos con frecuencia:

↓ Exceso de carne roja.
↓ Exceso de sodio.

- ↓ Productos ultraprocesados.
- ↓ Bebidas y lácteos azucarados.
- ↓ Refrescos y bebidas azucaradas.
- ↓ Harinas refinadas.
- ↓ Aceites vegetales.
- ↓ Alcohol.

Personalmente, te recomiendo evitar el aceite de girasol, de colza y de maíz, y utilizar aceites procedentes de la fruta, como el aceite de oliva virgen extra, el aceite de coco o de mantequilla ghee para el cocinado y el aliño. Los aceites vegetales poseen un poder químico altamente reactivo y muy oxidante y un alto contenido en omega 6, que, como ya hemos visto, es ácido graso que en exceso genera efectos inflamatorios.

Respecto a la sal, te recomiendo usar sal marina no refinada, rica en yodo y minerales. Sin embargo, es importante no superar los 2 o 3 g de sodio diarios (equivalente a media cucharadita), pues sabemos que el consumo excesivo de sodio se asocia con un aumento de la respuesta inflamatoria, incrementando el riesgo de sufrir enfermedades autoinmunes como artritis reumatoide. También existe una evidencia consistente de que puede aumentar la progresión de la enfermedad y los marcadores inflamatorios en personas con esclerosis múltiple.

Por supuesto, aquellos alimentos ricos en azúcares añadidos (escondidos a menudo bajo el nombre de jarabe de fructosa, maíz, melaza, maltosa, azúcar de coco, agave...), grasas hidrogenadas y harinas refinadas en exceso tampoco son nada recomendables. No obstante, hay algunos ultraprocesados que sí son saludables, pues su procesamiento industrial no ha perjudicado a la calidad de su composición o empeorado sus propiedades presentes de manera natural:

- Aceite de oliva (es importante que sea virgen extra).
- Legumbres en conserva.
- Tofu.
- Sardinas enlatadas.
- Congelados.
- Yogures no azucarados.
- Chocolate de más del 70 por ciento.

Otros ultraprocesados que no queremos consumir regularmente si deseamos cuidar nuestras células son:

- Refrescos y bebidas azucaradas.
- Bebidas energéticas.
- Cereales con azúcares añadidos.
- Frutas deshidratadas.
- Barritas energéticas.
- Carnes procesadas.
- Pescados procesados, como el surimi, o rebozados.
- Lácteos azucarados.
- Bollería.
- Pizzas industriales.
- Galletas y derivados.
- Precocinados y listos para calentar o freír.

- Patatas fritas y *snacks* salados.
- Zumos envasados.
- Dulces, chucherías, chicles y helados.
- Salsas comerciales.

Eso sí, no te alarmes si de vez en cuando consumes un alimento ultraprocesado, lo importante es lo que haces en tu rutina. ¡Por comer un helado o un bollo de vez en cuando no pasa absolutamente nada!

Comer menos para vivir más

Aunque es importante cuidar aquello que hay en nuestro plato y es innegable que los nutrientes impactan en nuestras células, la mejor herramienta nutricional para la longevidad es la siguiente: no comer más de lo que necesitas; así de simple. Pasar periodos de restricción calórica, es decir, comer un poco menos de lo necesario de vez en cuando es una buenísima y muy potente herramienta para la longevidad.

Distintos estudios se han realizado sobre la restricción calórica (comer menos calorías de las que tu cuerpo gasta) y la longevidad. En un estudio durante la Segunda Guerra Mundial, en noruegos que se vieron obligados a una dieta restringida en calorías sin desnutrición, estos mostraron una disminución de la mortalidad en un 30 por ciento en comparación al periodo previo de guerra. Y es que cuando comemos menos de lo necesario, aproximadamente un 20 por ciento menos, nuestro cuerpo fomenta rutas antiinflamatorias, como la AMPK, que promueve la expresión de genes como SIRT1 o FOXO, ayudándonos a reparar los tejidos y a desinflamar nuestro organismo. Por lo tanto, la restricción calórica es una poderosa arma para la longevidad.

El ser humano no necesita *snacks* ni comer seis veces al día

Algunas herramientas que puedes utilizar para moderar tu aporte calórico, especialmente en el caso de que quieras mejorar la resistencia a la insulina y/o reducir el porcentaje de grasa, podría ser el ayuno intermitente, que básicamente implica reducir el número de comidas diarias y atrasar la hora del desayuno.

No es la solución a todos los problemas como muchos nos quieren vender; sin embargo, el ayuno intermitente sí es una buena herramienta por varias razones. En un primer punto nos ayuda a lograr más fácilmente un déficit calórico, interesante si lo que buscas es reducir el porcentaje de grasa, pues además te ayuda a sentirte más saciado. ¿Por qué? Porque no es lo mismo hacer cinco, seis o siete comidas, donde comes pequeñas porciones que te dejan con hambre, que hacer dos o tres comidas bien contundentes que te dejen satisfecho o satisfecha.

Hacer dos o tres comidas diarias es lo que más recomiendo a mis pacientes para una longevidad saludable, pues también les ayuda a organizar mejor sus comidas y a reducir el tiempo que pasan en la cocina.

Dejar doce horas como mínimo entre la cena y el desayuno y dejar espacios de al menos cuatro horas entre comidas, también ayudará a reducir tu hinchazón y mejorar el tránsito intestinal. En estos espacios de inanición el sistema motor migratorio se activa, ayudando así a nuestras tripas a limpiarse y asegurando una evacuación completa y regular. Si, por el contrario, tu objetivo es subir de peso, te recomiendo realizar más comidas, incluso llegando a cinco, según las cantidades que necesitemos, pero para la población general con dos o tres comidas diarias bien hechas y contundentes es suficiente.

La regla del 80 por ciento

¿Conoces la ley del Hara Hachi Bu? Se traduce como «ocho partes del vientre» y los habitantes de Okinawa repiten este mantra antes de comer, como un recordatorio de que deben parar de engullir cuando el estómago está lleno en un 80 por ciento. Ellos consideran que dejar de comer antes de alcanzar la saciedad total permite no sobrecargar el organismo y mantener así el funcionamiento adecuado de cada órgano del cuerpo. Se trata, sin duda, de una recomendación muy útil para aplicar en nuestro día a día.

También se recuerda comer porciones moderadas, sin pasar hambre y evitando grandes comilonas. Comen despacio y masticando bien, sin distracciones y poniendo atención, lo que en Occidente conocemos como *mindful eating* o alimentación consciente.

Y es que Japón, de hecho, es todo un referente, pues ha conseguido reducir una barbaridad sus índices de obesidad y, además, tiene regiones muy longevas, como Okinawa. ¿Cómo lo han conseguido? Implementando dos programas para la obesidad que se centran en:

1. Ley de Shokuiku: en los comedores infantiles, solo hay menús saludables, no hay máquinas expendedoras de *snacks* ultraprocesados, refrescos o dulces, además de que se producen intervenciones de nutricionistas en las escuelas e institutos. Los niños aprenden a cocinar de manera saludable desde pequeños.

2. Programa Metabo: los centros de salud y las propias empresas promueven hábitos saludables, como aumentar los descansos durante la jornada para que los trabajadores se muevan, salgan a caminar y usen la bicicleta para desplazarse. También se incentiva la programación de actividades destinadas a los mayores jubilados para que no caigan en el sedentarismo. Asimismo, se incentivan los descansos en los puestos de trabajo para poder comer con más tranquilidad y también aumentar la actividad física.

Sin duda, Japón nos demuestra que, a pesar de los cambios que ha comportado el estilo de vida contemporáneo, hay posibilidades factibles de mejorar la salud de las personas y deshacernos del entorno obesogénico.

Consejos para optimizar tu nutrición

Nuestro día a día es muy ajetreado, y esto hace que acabemos recurriendo a comida rápida o poco nutritiva. Además, seguramente acabes por picar constantemente *snacks* porque tienes hambre a todas horas. Para evitar una nutrición caótica, te recomiendo tener varias opciones rápidas en tu despensa y organizar bien tu día a día.

¿Tienes ganas de desayunar?

Si tienes hambre al levantarte, come. ¿Que no? Llévate un tarrito de cristal o un táper con tu desayuno para comértelo luego y no picotear cualquier cosa. Debes saber también que no desayunar es una opción, no es la ingesta más importante, mientras cubras tus necesidades en la comida y en la cena.

Qué tener en tu despensa

Para tus comidas y cenas te recomiendo tener:

- Táperes con patatas ya cocinadas al horno, arroz, quinoa u otros cereales ya cocinados. Pueden aguantar de tres a cinco días en nevera.
- Corta la fruta y congélala: puedes hacerte *smoothies* o añadirla a tus yogures.

LUNES	MARTES	MIÉRCOLES	JUEVES	VIERNES	SÁBADO	DOMINGO
DESAYUNO	Tostada de pan integral de masa madre* + 1 cucharadita de olivada + 2 huevos revueltos con 1 loncha de pavo (85 % carne de pavo) + 1 cucharadita de aceite de oliva virgen extra + pizca de sal marina no refinada + Té verde	1 bol de pudin de chía hecho con bebida de coco sin azúcares añadidos + 1 pieza de fruta troceada + Pipas de calabaza y nueces naturales picadas + 1 cucharadita de miel (si se desea) + Cúrcuma latte	Pancakes (harina de coco, arroz, trigo sarraceno o quinoa) hechos con 2 huevos + ½ plátano + 1 chorrito de leche o bebida vegetal + 1 cucharadita de crema de almendras + 1 pieza de fruta de decoración + Té kombucha	Tostada de pan integral de masa madre + ½ aguacate + Caballa al aceite de oliva + 1 pizca de sal marina no refinada + Té matcha	1 taza de kéfir o yogur natural** + 2 frutas troceadas + Frutos secos tostados o naturales + 1 onza de chocolate (85 %) + Infusión de cúrcuma, limón y jengibre	2 huevos a la plancha + ½ aguacate + 1 cucharadita de aceite de oliva virgen extra + pizca de sal marina no refinada + 1 pieza de fruta + Té marroquí con menta natural

* En caso de tener intolerancia al gluten, SNCG, alergia al trigo o celiaquía: sustituir el pan por pan de trigo sarraceno, maíz o tortitas de arroz.

** Si tienes intolerancia a la lactosa: sustituir el kéfir y el yogur por yogur de soja, almendra, coco o yogur natural sin lactosa, procurando que no lleve azúcar añadido. En caso de sustituir por yogur de almendra o coco, te recomiendo aportar proteína en polvo (de cáñamo, arroz, soja...) para añadir la parte proteica. Puedes también sustituir la leche por leche sin lactosa, bebida de avena, coco, soja o almendra sin azúcares añadidos. Si tienes intolerancia o alergia a las proteínas lácteas: sustituir el queso por queso vegano.

ALMUERZO	Dorada con patatas baby al horno + Espárragos trigueros a la plancha con ajo negro	Muslos de pollo marinados con finas hierbas al horno + Espinacas con pasas, piñones y pimienta negra	Gazpacho + Hamburguesas de ternera (de pasto) caseras con cebolla	Salmón al horno + Ensalada de quinoa, granada y chucrut	Bol de poke con tacos de atún crudo, aguacate, edamames, arroz basmati, cebolla roja encurtida y mango	Dip de vegetales con hummus de remolacha + Puré de patatas salpimentadas + Calamares a la plancha
CENA	Ensalada de rúcula, berros, apio, espinacas, pepino, pimientos y chucrut + Pulpo a la plancha con puré de manzana	Ensalada de tomates con burrata y huevo duro + Mejillones al vapor	Sardinas a la plancha o al horno + Puré de calabaza + Patatas baby al vapor	Puré de boniato + Brócoli al vapor salteado con verduras + Guisantes con jamón ibérico	Caldo de huesos casero + Pinchos de pavo con cúrcuma y curri + Coles de Bruselas salteadas	Fideos de calabacín + Pesto casero + Pechugas de pollo a la plancha, a las finas hierbas

- Yogures de soja, coco, oveja o cabra sin azucarar. Puedes edulcorarlos con fruta casera, coco laminado o incluso con un poquito de glicina.
- Tostas de arroz integral biológicas o de trigo sarraceno.
- Vegetales y legumbres en conserva o congelados, procesados saludables que son muy fáciles de preparar.
- Sopas congeladas. Puedes preparar varias sopas y guardarlas en el congelador.
- Huevos cocidos. Pueden aguantar una semana en la nevera, opción rapidísima y muy buena.
- Caballa, sardinas, almejas y mejillones en conserva.
- Frutos secos sin sal ni fritos, pipas peladas y guacamole (95 por ciento de aguacate).

Realmente, si tienes estos alimentos en la despensa, te será mucho más fácil preparar un táper o hacerte un plato saludable escogiendo una o varias porciones de proteínas, grasas, vegetales y carbohidratos.

PARA NO OLVIDAR

- No debemos hacer caso a titulares sobre nutrición sensacionalistas.
- Muchos estudios científicos están sesgados, debemos ser cautos.
- Las zonas más longevas tienen un alto consumo de vegetales, legumbres y nueces.

- La proteína es un nutriente indispensable y deficiente en las dietas actuales.
- En el Paleolítico se comían carbohidratos.
- En el Paleolítico no comíamos solo carne.
- No tenemos por qué comer seis veces al día.
- El desayuno no es la comida más importante del día.
- No te preocupes por el mercurio, los antinutrientes o los suplementos, si antes no llevas una nutrición ordenada, haces ejercicio físico y cuidas de tu salud mental.

3

DESINFLAMA TUS TRIPAS

Todo empieza en el intestino.

Hipócrates

La microbiota, ¿moda o realidad?

El siguiente paso de la pirámide para la longevidad saludable es cuidar tus tripas. Sí, tal cual: los gases constantes y el dolor de barriga son uno de los peores enemigos para una longevidad saludable.

Estoy bastante segura de que a estas alturas habrás oído hablar de la importancia de los millones de bichos que habitan en nuestro intestino: la microbiota intestinal. Si no es así, no te preocupes porque te lo voy a explicar muy fácilmente.

En nuestro cuerpo tenemos treinta billones de células. Sin embargo, se estima que tenemos unos cien trillones de microorganismos tapizando nuestros tejidos, lo cual es una barbaridad, pues prácticamente representan de 1 a 3 kg de tu peso corporal.

Estos microorganismos los adquirimos durante la gestación y a través del canal de parto. Estudios recientes indican que durante el primer trimestre de la gestación la microbiota ya se empieza a desarrollar, pues se han encontrado bacterias beneficiosas en el líquido amniótico, la placenta, el cordón umbilical y el meconio.

Un hecho curioso es que la microbiota de la boca de la madre es la que más se asemeja a la que se encuentra en el líquido amniótico del feto, probablemente por la traslocación bacteriana, es decir, por las bacterias que pasan de la boca al líquido amniótico a través de la sangre. Distintas investigaciones apuntan a que una mala salud bucal de la gestante se relaciona con nacimientos prematuros, preeclampsia o incluso abortos. Es por ello por lo que siempre recomiendo a las mujeres que acuden a mi consulta para buscar un embarazo que revisen sus dientes y encías tanto antes como durante la gestación.

Finalmente, a partir del nacimiento empezará la maduración de la microbiota, influenciada por el tipo de parto. Si el bebé nace por vía vaginal, se «empapará» de *Lactobacillus* de la vagina, bacterias ácido-lácticas indispensables para el desarrollo de unas respuestas inmunológicas correctas frente a infecciones o alérgenos. Si nace vía cesárea, se empapará de las bacterias de la piel y el entorno hospitalario, hecho que predispone al bebé a tener una microbiota menos diversa, aumentando el riesgo de sufrir desórdenes inmunológicos y metabólicos.

A posteriori, a través de la alimentación, la microbiota madurará y cambiará su composición hasta los tres años de edad. Después, la microbiota se mantendrá más o menos estable durante toda la vida adulta; aun así, puede modificarse a través de nuestros hábitos de vida y la medicación que uno tenga, pero especialmente debido a la dieta. Por ejemplo, se ha observado que llevar una alimentación alta en fibra, omega 3 y reducida en proteínas de origen animal promueve un ambiente favorable para tener una composición de la microbiota saludable y diversa.

No obstante, la alimentación a base de comida procesada y baja en fibra se asocia a un perfil más bien inflamatorio y proclive a la proliferación de bacterias potencialmente patógenas.

Este grupo de microorganismos incluye una gran variedad de bacterias, virus, parásitos y hongos que viven en equilibrio con nuestro cuerpo, y no es que sean dañinos. ¡Es que los necesitamos para vivir! Nos ayudan a digerir, fabrican vitaminas, entrenan nuestro sistema inmune, nos protegen frente a infecciones... en fin, que deberíamos adorar a nuestros bichos que tanto trabajan por nosotros.

La microbiota más conocida es la intestinal, pues es la más abundante y diversa. Sin embargo, tenemos otras comunidades de microorganismos como la microbiota oral, nasal, pulmonar, vaginal... y, aunque entre dos personas la microbiota no es exactamente igual, estas comunidades a las que llamamos «nicho» suelen compartir una composición similar. Por ejemplo, se sabe que una microbiota vaginal saludable debe ser muy rica en *Lactobacillus*, de lo contrario las mujeres estaremos mucho más predispuestas a sufrir infecciones vaginales y urinarias. Que tengamos tantos bichos no debería asustarte, pues es algo completamente natural. En realidad, estos microorganismos nos aportan muchos beneficios y son totalmente necesarios. Un ejemplo de este fenómeno es un estudio reciente con ratones estériles, es decir, con ausencia de microbios en sus intestinos. Estos mostraban comportamientos más antisociales y agresivos que los ratones con una microbiota saludable.

Esto es debido a que la ausencia de microbiota incrementa la producción de corticosterona en las glándulas adrenales, lo que influye en un circuito neuronal que controla el comportamiento social en el cerebro, que se refleja en mayor ansiedad y menor predisposición de interacción social. En otros estudios se ha visto que la infección en ratones con el patógeno *C. jejuni* causaba comportamientos depresivos y cuadros de ansiedad, a diferencia de los grupos sanos. Y es que el intestino afecta directamente al cerebro.

Lógicamente, con humanos no se puede realizar este tipo de experimentos, pero sí sabemos que los estudios con ratones nos dan una idea aproximada de cómo podrían repercutir intervenciones de este tipo en las personas.

Es por ello por lo que no estoy de acuerdo cuando escucho que la microbiota es solo una moda. Aunque aún nos quede mucho por descubrir sobre el apasionante mundo de la microbiota y cómo nos afecta, gracias al incremento de investigaciones recientes tenemos la suficiente evidencia como para decir que el intestino sí es nuestro segundo cerebro y que tiene un impacto mucho mayor del que nos pensábamos en nuestra salud.

Test de evaluación digestiva: TUS CACAS HABLAN DE TI

¿Quieres saber si tu sistema digestivo funciona como debería? Te dejo este test específico para que sepas si debes prestarle más atención a tu tripa o si, por otro lado, tienes una microbiota feliz y sana.

Ahora que ya sabemos cómo están tus tripas, vamos a tratar de entender qué es lo que puede estar pasando en tu sistema digestivo y cómo ponerle remedio. Si has contestado «sí» especialmente a las preguntas 3, 11, 12, 15 y 20, presta mucha atención a este capítulo: tus tripas necesitan que las escuches con urgencia.

TENER GASES MOLESTOS NO ES NORMAL

Me encuentro con muchos pacientes en mi consulta que me dicen que no entienden sus tripas, que a pesar de comer sano están hinchados a diario, con la sensación de terminar el día con la barriga «como si estuvieran embarazado/as». Es común que estas personas traten de solucionar sus dolencias con antiinflamatorios, protectores de estómago, laxantes o fármacos para los gases, o incluso se lo recomiende su mismo sanitario de referencia.

Acudir a fármacos para parchear el malestar de tripa es como poner una tirita en un tanque de agua a punto de explotar: no funcionará a largo plazo, solo vamos a cronificar la situación. Por supuesto, hay casos en los que son necesarios, pero no como único tratamiento, y menos aún como primer abordaje.

Si hay gases que cuestan de expulsar, olorosos y que te provocan malestar, significa que hay algún tipo de proceso inflamatorio que no se está abordando correctamente: debemos prestar atención a lo que nuestra barriga nos quiere decir. Primero, hay que investigar qué está inflamando el tracto digestivo y, por supuesto, antes de dar ningún fármaco, revisar la alimentación de la persona.

Existen múltiples causas por las cuales nuestras tripas se quejan. En el gráfico te muestro todos los posibles factores que afectan a la salud de nuestro tracto digestivo y que alteran también la composición de la microbiota.

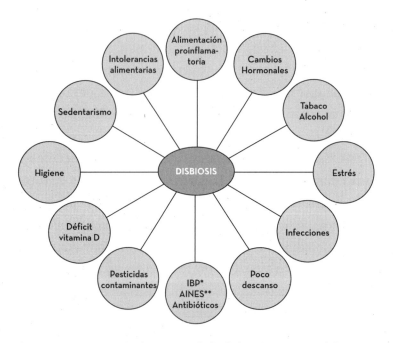

Figura 11: Las principales causas de la disbiosis. Fuente: elaboración propia.
* *IBP: Inhibidores de la Bomba de Protones.*
** *AINEs: medicamentos antiinflamatorios no esteroideos.*

Aunque no existen dos microbiotas iguales, sí que existe una composición y cantidad similar de microorganismos entre personas. Como hemos dicho, este nicho de microorganismos cambia y fluctúa a lo largo de la vida, pero mantiene un cierto equilibrio. Sin embargo, algunas situaciones pueden alterar su homeostasis y provocar una disbiosis: cuando un grupo de microorganismos crece excesivamente rompiendo el equilibrio. Por otro lado, una falta de bacterias protectoras también se considera otro tipo de disbiosis por falta de diversidad.

Si la disbiosis persiste en el tiempo sin ser tratada correctamente, aparecen múltiples síntomas asociados, tanto digestivos (diarrea, estreñimiento crónico, reflujo, cólicos...) como extradigestivos (fatiga, neblina mental, ansiedad, dolor articular...), debido al estado de inflamación persistente. En esta situación es cuando somos más susceptibles de sufrir enfermedades a las que estamos genéticamente predispuestos, especialmente aquellas de carácter autoinmune y reumáticas.

¿Y eso por qué ocurre? Se sabe que un estado de inflamación aguda o crónica puede alterar nuestro ADN, actuando como un gatillo para la expresión de enfermedades como la artritis reumatoide, enfermedad de Crohn, colitis ulcerosa y otros tipos de enfermedades de carácter autoinmune como la tiroiditis de Hashimoto o el lupus eritematoso sistémico.

¿Y cómo puede ser que el tracto digestivo tenga un impacto tan grande en todo el cuerpo? Algunos dicen que exageramos, pero ahora te lo explico fácilmente para que comprendas cómo de importante es.

Para empezar, el intestino delgado es el lugar donde absorbemos los alimentos, y, por lo tanto, necesitamos una correcta síntesis de jugos gástricos estomacales, una correcta síntesis de enzimas y una microbiota capaz de procesar los alimentos ingeridos. Si no tenemos estos mecanismos funcionando al cien por cien, no seremos capaces de absorber los nutrientes necesarios, cayendo en una desnutrición: pues no somos lo que comemos, sino lo que conseguimos absorber.

En segundo lugar, debemos saber que existe el eje intestino-cerebro: el intestino está conectado con el cerebro por múltiples vías, con lo cual no nos debe sorprender que las alteraciones intestinales se relacionen con una mayor predisposición a sufrir depresión, ansiedad y otras enfermedades derivadas de la neuroinflamación: si tus tripas están inflamadas, tu cerebro también.

En tercer lugar, las bacterias intestinales mantienen una comunicación directa con el sistema inmunitario a través de la mucosa intestinal. Alteraciones de la microbiota pueden provocar que tengamos un sistema inmune hiperreactivo, con mayor predisposición a desarrollar asma, intolerancias alimentarias, enfermedades autoinmunes, problemas dermatológicos y fatiga crónica. A largo plazo, puede también provocar una supresión del sistema inmunitario, aumentando el riesgo de sufrir infecciones.

Como ves, cuidar de nuestras tripas es vital para mantener a raya la inflamación de bajo grado y gozar de una longevidad saludable.

EL CUIDADO DE LA MUCOSA

La microbiota intestinal tapiza todo el sistema digestivo, desde la boca hasta el ano. Estos pequeños microorganismos consiguen agarrarse a nuestro epitelio gracias a lo que llamamos «mucosa». En este caso hablaremos de la mucosa gástrica y la mucosa intestinal, que son las que en la consulta solemos ver más alteradas.

Las mucosas gástrica e intestinal conforman el revestimiento interno del estómago y el intestino, respectivamente. Están compuestas por varias capas de tejido y distintas células que cumplen funciones importantes para el proceso de digestión y protección del estómago.

Como ves en la figura 12, el epitelio intestinal está formado por células (enterocitos) que se encuentran muy pegadas unas a otras mediante unas moléculas adhesivas llamadas «uniones estrechas», que regulan el paso de nutrientes y agua, conformando la conocida barrera intestinal. Los enterocitos de la barrera son dependientes de glutamina, vitamina A, D y zinc: una deficiencia de estos compuestos puede comportar alteraciones negativas en la barrera intestinal.

En estas mucosas se alojan también células del sistema inmunitario, y además están conectadas con otras mucosas como la del pulmón, la boca, la vagina, la oreja..., de modo que si hay alteraciones en una de las mucosas esto puede alterar las otras. Por ejemplo, el sangrado y la inflamación de encías es muy común en pacientes con alteraciones digestivas, pues la mucosa intestinal está conectada con la mucosa oral.

LA SALUD BUCAL ES VITAL EN LA PREVENCIÓN DE LA ENFERMEDAD

La periodontitis, la gingivitis, los dientes con pulpa necrótica o la misma presión de las muelas del juicio, entre otras afecciones bucales, pueden provocar irritación neural (alteración del sistema nervioso), que se

---

relaciona con inflamación de bajo grado y la aparición de dolores inespecíficos, además de posibles síntomas digestivos. Por otro lado, en casos de infección y disbiosis oral, las toxinas bacterianas pueden penetrar fácilmente en el torrente sanguíneo, causando endotoxemia y, por ende, promover la inflamación de bajo grado.

Recubriendo este epitelio encontramos las microvellosidades, pues el intestino se pliega para aumentar la superficie de absorción. De hecho, el intestino tiene una gran longitud y una superficie absortiva, cercana a los doscientos metros cuadrados (el equivalente a una pista de tenis). ¡El cuerpo es fascinante!

Si estas vellosidades del intestino delgado se dañan, por una mala dieta o por una alteración persistente de la microbiota, es más difícil absorber los nutrientes, puesto que en esta zona es donde absorbemos nutrientes como la fructosa, la lactosa o el sorbitol.

En el caso de los celiacos no diagnosticados, por ejemplo, estas vellosidades pueden atrofiarse hasta el punto de tener una superficie plana, dejando de absorber prácticamente todos los nutrientes.

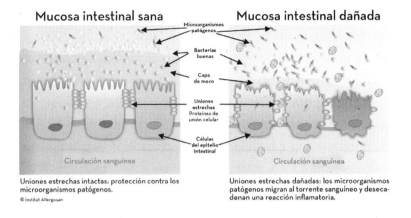

Mucosa intestinal sana

Microorganismos patógenos

Bacterias buenas

Capa de moco

Uniones estrechas
Proteínas de unión celular

Células del epitelio intestinal

Circulación sanguínea

Uniones estrechas intactas: protección contra los microorganismos patógenos.

© Institut Allergosan

Mucosa intestinal dañada

Circulación sanguínea

Uniones estrechas dañadas: los microorganismos patógenos migran al torrente sanguíneo y desencadenan una reacción inflamatoria.

Figura 12: Consecuencias de la hiperpermeabilidad intestinal. Fuente: adaptación del Institut AllergoSan.

Por encima tenemos el moco viscoso y dentro de él habita la microbiota, bien alojadita y protegida. Esta barrera intestinal es superimportante para evitar que posibles patógenos, sus metabolitos y comida mal digerida penetren en el torrente sanguíneo.

Cuando las mucosas del estómago están dañadas pueden aparecer síntomas como reflujo, ardor en la boca del estómago, diarrea, cólicos y, a largo plazo, derivar en gastritis o úlceras estomacales. En el caso de una alteración de las mucosas del intestino, tendremos síntomas como gases, cólicos, diarreas explosivas, estreñimiento, reflujo...

Si esta situación persiste, la microbiota y el moco se verán afectados, rompiéndose así las uniones estrechas que mantienen los enterocitos (células del epitelio intestinal) unidos, provocando así una hiperpermeabilidad intestinal *(leaky gut)*. Esto permite que alimentos y bacterias que deberían permanecer en el tubo digestivo penetren directamente en el torrente sanguíneo, alterando así el sistema inmune, aumentando el riesgo de sufrir intolerancias alimentarias y, en resumen, incrementa la inflamación de bajo grado.

Y es que en la mucosa intestinal encontramos el 70 por ciento de las células del sistema inmunitario que ayudan a protegernos de posibles infecciones. Esto es lógico, porque es la barrera que más aperturas tiene: piensa que, cada vez que comes, aumenta la permeabilidad para que puedas absorber correctamente; por lo tanto, el sistema inmune debe vigilar que no se cuele ningún bicho dañino. Por eso la disbiosis y la hiperpermeabilidad intestinal se relacionan con una mayor predisposición a desarrollar sensibilidades alimentarias, asma y enfermedades autoinmunes, pues el sistema inmune se vuelve más hiperreactivo.

¿Qué consecuencias tiene la hiperpermeabilidad intestinal a largo plazo?

La disbiosis se asocia con múltiples enfermedades como obesidad, síndrome metabólico, dermatitis atópica, vitiligo, diabetes, alergias, aterosclerosis, envejecimiento prematuro, TEA y TDAH, Alzheimer, esclerosis múltiple, hipertensión, enfermedad hepática, cáncer y enfermedades autoinmunes.

Por supuesto, no podemos decir que la disbiosis es el único factor, ya que estas enfermedades pueden ser debidas a factores ajenos al intestino. Sin embargo, conviene prestar atención a cómo están nuestras tripas, pues podrían ser un posible factor detonante de la enfermedad.

¿Por qué la disbiosis se asocia a una menor longevidad saludable?

Como vemos en la figura 13, un intestino con una mucosa dañada e hiperpermeable provoca que no podamos absorber los nutrientes, que se acumulen toxinas, y hace que aumenten los marcadores inflamatorios y se incremente el estrés oxidativo.

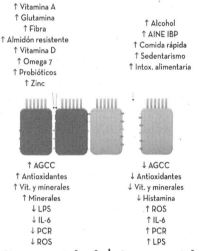

↑ Vitamina A
↑ Glutamina
↑ Fibra
↑ Almidón resistente
↑ Vitamina D
↑ Omega 7
↑ Probióticos
↑ Zinc

↑ Alcohol
↑ AINE IBP
↑ Comida rápida
↑ Sedentarismo
↑ Intox. alimentaria

↑ AGCC
↑ Antioxidantes
↑ Vit. y minerales
↑ Minerales
↓ LPS
↓ IL-6
↓ PCR
↓ ROS

↓ AGCC
↓ Antioxidantes
↓ Vit. y minerales
↓ Histamina
↑ ROS
↑ IL-6
↑ PCR
↑ LPS

↑ **Longevidad** ↓ **Longevidad**

Figura 13: Relación entre la permeabilidad intestinal y la longevidad. Fuente: elaboración propia. *(AGCC: ácidos grasos de cadena corta: ácido butírico, propionato y acetato. LPS: lipopolisacáridos. IL6: Interleucina 6. PCR: Proteína C reactiva. ROS: Especies Reactivas de Oxígeno. AINEs: medicamentos antiinflamatorios no esteroideos).*

Si queremos una longevidad saludable, nuestras tripas deben estar intactas. ¿Cómo podemos empezar a cuidarla? Vamos a verlo.

EJE INTESTINO-CEREBRO

El estrés crónico es, sin lugar a dudas, el principal causante de la disbiosis y el intestino hiperpermeable. Esto es debido a que la hipercortisolemia deprime el sistema inmunitario y aumenta los marcadores de inflamación que nos predisponen al crecimiento de patógenos oportunistas, acorta los telómeros y altera la motilidad intestinal. Por otro lado, la misma disbiosis también puede alterar el comportamiento y se relaciona con un aumento de la ansiedad e incluso la depresión. El intestino está conectado con el cerebro y se influyen mutuamente.

El principal medio de comunicación entre el intestino y el cerebro es el nervio vago, del que hemos hablado anteriormente. El nervio vago envía señales en ambas direcciones, permitiendo una óptima comunicación entre el sistema nervioso central y el sistema nervioso entérico, que es el sistema nervioso que controla las funciones del tracto gastrointestinal. ¡Tenemos millones de neuronas en el intestino!

Además del nervio vago, el intestino y el cerebro también se comunican a través de sustancias químicas, como neurotransmisores y hormonas. Por ejemplo, el intestino libera sustancias como la grelina, que aumenta el apetito, o incluso puede estimular la producción cerebral de GABA, que contribuye a la sensación de calma y relajación.

Esta comunicación bidireccional entre el intestino y el cerebro es importante para la regulación del apetito, el metabolismo, la respuesta al estrés y el estado de ánimo. Como vemos en el gráfico, alteraciones en el eje intestino-cerebro podrían influir en nuestra manera de comer, en la interacción con otras personas o en la tolerancia al estrés.

Investigaciones recientes también han revelado que el microbioma intestinal desempeña un papel crucial en la comunicación intestino-cerebro. Por ejemplo, se ha observado que la suplementación con *Lactobacillus rhamnosus* GG puede estimular al cerebro a sintetizar GABA, por ejemplo. También se ha observado que algunas personas obesas tienen una microbiota más rica en unas bacterias del género *Firmicutes*, que tienen la capacidad de descomponer polisacáridos complejos que no son fácilmente digeribles, lo que lleva a una mayor extracción de energía de los alimentos. Es decir, comen lo mismo, pero absorben más calorías que otras personas.

Gracias a las secreciones del intestino y la microbiota, que ayuda a descomponer y digerir mejor los alimentos, podemos extraer y absorber todos los nutrientes, vitaminas y minerales que también van a impactar en nuestros sesos.

Un ejemplo claro es el triptófano, un aminoácido presente en los alimentos ricos en proteínas y que es clave para que nuestro cerebro pueda sintetizar serotonina.

Cuando este triptófano es absorbido, viaja por la sangre, atraviesa la barrera hematoencefálica del cerebro, donde este lo recoge para sintetizar serotonina, y también melatonina. Sin triptófano, ¡no podríamos fabricar la hormona de la felicidad ni la del sueño! Ojo, poca broma...

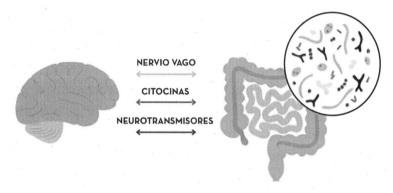

NERVIO VAGO

CITOCINAS

NEUROTRANSMISORES

Figura 14: El eje intestino-cerebro. Fuente: elaboración propia.

Finalmente, como hemos visto, el intestino contiene más de la mitad de los glóbulos blancos, de manera que un proceso infeccioso, como por ejemplo la infección por un parásito, alterará nuestro sistema inmune. En esta situación aumentaría la producción de mensajeros inflamatorios, como citocinas inflamatorias, que también impactarían en el cerebro, pues estas viajan hacia él por la circulación sanguínea y el sistema linfático, atravesando la barrera hematoencefálica y causando neuroinflamación.

Como vemos de manera simplificada en la figura 14, el intestino se conecta con el cerebro a través del nervio vago, neurotransmisores, hormonas y metabolitos derivados de la microbiota. Esta conexión es fundamental para la regulación de diversas funciones fisiológicas y emocionales.

Ahora hemos visto que el intestino, influye en el cerebro, pero también es al revés. Las hormonas derivadas del estrés (adrenalina, noradrenalina, cortisol...) pueden provocar una pérdida de diversidad bacteriana, un aumento de la permeabilidad intestinal y un aumento de la inflamación y dolor visceral. Es por eso por lo que, a muchas personas, cuando acuden a su médico de referencia, les dicen que sus dolores digestivos vienen del estrés, lo cual es muy posible que así sea, pero recordemos que puede ser bidireccional, y que sea la disbiosis la que aumenta la ansiedad, y no al revés. Es muy importante que se haga un buen estudio de estos pacientes tan complejos.

Pero cuidado, porque existen más ejes aparte del intestino-cerebro. Las alteraciones en otros sistemas del cuerpo también afectan a nuestras tripas, como por ejemplo la fluctuación de las hormonas sexuales.

El aumento de progesterona en la fase lútea y premenstrual puede provocar estreñimiento, que termina por normalizarse cuando nos baja la regla. En la menstruación se producen prostaglandinas, sustancias químicas liberadas durante el periodo, que permiten que el útero se contraiga. Si tenemos un exceso de citocinas porque estamos inflamados, puede pasar que los intestinos se contraigan en exceso, con lo que puede comportar una mayor facilidad de evacuación o incluso diarrea.

Por otro lado, si hay una inflamación intestinal persistente, esta podría provocar una reducción de la testosterona libre de hasta un 30 por ciento, afectando a las células de Leydig. En el hombre, la baja testosterona comporta problemas de depresión, de ansiedad y de conciliación del sueño, y dificultades sexuales e infertilidad. Es muy común ver en la consulta a hombres con poca libido, fatiga y síntomas depresivos debido a sus malestares digestivos.

Como ves, la microbiota desempeña un papel fundamental en la salud y es por eso por lo que insisto tanto en el cuidado de nuestra tripa, donde es ahí donde se localiza el mayor nicho de bacterias. Si no tenemos unos intestinos sanos, vamos a ser mucho más susceptibles de sufrir enfermedades crónico-inflamatorias.

DETONANTES DE LA MICROBIOTA

Para saber cómo cuidar nuestras tripas, debemos primero saber qué es lo que no deberíamos hacer.

Ya hemos dicho que el ser humano ha sufrido un cambio muy drástico en su estilo de vida en estos últimos años, como nunca antes se había visto: una gran migración del campo a la ciudad, mayores niveles de contaminación, el surgimiento de la industria alimentaria, el descubrimiento de los antibióticos y mayores niveles de sedentarismo.

Todos estos factores han supuesto un gran cambio, y han conllevado efectos muy positivos, como la reducción de la hambruna o el descenso de muertes por infecciones gracias a los antibióticos.

Sin embargo, también ha provocado cambios muy negativos, pues, como ya hemos visto, a nuestro genoma no le ha dado tiempo de adaptarse tan rápidamente. El ser humano está preparado para soportar cargas de estrés puntual, no crónico, para el movimiento regular y para enfrentarse a periodos de baja disponibilidad de alimentos, no para la superabundancia y el sedentarismo.

Especialmente el abuso de medicamentos, como en el caso de los antibióticos, y la toma crónica de inhibidores de la bomba de protones (antiácidos), laxantes o antidepresivos, entre otros, modifican la microbiota intestinal. La toma de antibióticos, por ejemplo, arrasa con multitud de microbios beneficiosos como *Lactobacillus*, *Bifidobacterium* o *Akkermansia*, que pueden tardar hasta un año en regresar a su estado normal o incluso no volver a recuperarse de manera natural.

Muchas personas me comentan que no pueden hacer nada si les recetan antibióticos... ¡Claro que debes tomarlo si tu médico te lo ha prescrito! Pero, eso sí, sabemos que modificando el estilo de vida podemos mejorar la actividad del sistema inmunitario, como por ejemplo asegurando unos buenos niveles de vitamina D y haciendo ejercicio físico. Si fortalecemos el sistema inmune seremos menos susceptibles a coger infecciones y, por ende, usaremos menos antibióticos.

Y no es un inconveniente pequeño, la resistencia a los antibióticos es un problema de salud a escala global. Debido al abuso de antibióticos, las bacterias expresan genes de resistencia e incluso pueden transferírselos entre ellas, de manera que cada vez más medicamentos existentes dejan de ser efectivos. Algunos expertos dicen que en 2050 las muertes por resistencia a antibióticos serán mayores que las provocadas por el cáncer, y esto no es para tomárselo a broma, tenemos que ponernos manos a la obra.

Vamos a ver, entonces, qué es lo que no deberíamos hacer y cuáles son los detonantes de la microbiota intestinal.

No abusar de fármacos

AINE (antiinflamatorios no esteroideos) y paracetamol: los analgésicos y antiinflamatorios inhiben la acción de las enzimas llamadas ciclooxigenasas (COX). Estas enzimas son responsables de la producción de prostaglandinas, que son sustancias químicas que desempeñan un papel importante en la protección del revestimiento del tracto gastrointestinal y en la regulación de la respuesta inflamatoria.

Cuando las prostaglandinas son bloqueadas por los AINE, se reduce la protección natural del revestimiento del estómago y el intestino, lo que puede llevar a una mayor susceptibilidad a la irritación y al daño causado por los ácidos estomacales. Además, la disminución de las prostaglandinas también puede provocar una disminución del flujo sanguíneo a la mucosa gastrointestinal, lo que agravaría aún más el daño.

Otras opciones naturales que nos ayudan cuando buscamos reducir el dolor y la inflamación son el omega 3, las enzimas proteolíticas, la cúrcuma longa, la boswellia o el harpagofito.

Inhibidores de la bomba de protones (IBP): o los mal llamados protectores de estómago. Si has contestado sí a las preguntas 13, 14 y 17 en el test inicial, ¡atención a este apartado!

La toma crónica de omeprazol (esomeprazol, lansoprazol, pantoprazol...) se relaciona con osteoporosis, síndrome del intestino irritable y anemia ferropénica y perniciosa (déficit de B12). Cuando la mucosa está irritada, los IBP reducen la secreción de ácido; sin embargo, esto comporta una menor liberación de enzimas digestivas y sustancias como factor intrínseco, que son fundamentales para la absorción de nutrientes, especialmente hierro, B12 y calcio. Además, el ácido nos protege de que organismos patógenos, como parásitos, o el mismo *Helicobacter pylori* infecten nuestras tripas, aumentando, por tanto, el riesgo de contraer infecciones debido a la toma de los supuestos «protectores de estómago».

En casos de gastritis o ardor recurrente, debemos modificar la dieta retirando los alimentos fritos, ácidos (café, naranja, limón, piña...) y picantes, a la vez que apoyamos la regeneración del revestimiento estomacal con glutamina, vitamina A, omega 3 o espino amarillo. Nos pueden ayudar bebidas como el caldo de huesos o el agua de mar isotónica.

Ojo, los AINE, combinados con los inhibidores de la bomba de protones, a largo plazo generan un efecto citotóxico.

Otros fármacos que se han relacionado con la disbiosis son:

- Anticonceptivos orales.
- Metformina.
- Opioides.
- Estatinas.
- Antipsicóticos.

En el caso de que estés tomando alguno de estos fármacos, te recomiendo prestar más atención a la alimentación y al aporte regular de probióticos para proteger a tu microbiota y la mucosa que la alberga. En las próximas páginas encontrarás una guía de probiótios.

Bebidas inflamatorias

Otra sustancia que no nos hace ningún bien es el alcohol. Múltiples estudios recientes demuestran que consumir más de una copa al día aumenta 1,5 veces el riesgo de sufrir cáncer de colon y hasta 5 veces sufrir cáncer de esófago y laringe. Y no, ni una copa de vino o de cerveza hacen ningún bien, todo lo contrario.

Existe el famoso mito de que el vino es beneficioso por su contenido en resveratrol, ya que muchos de los estudios realizados han evaluado los beneficios de este antioxidante. Sin embargo, un zumo de uvas contiene 1,5 mg de resveratrol, bastante más que una copa de vino. Si quieres obtener los beneficios de este antioxidante, es mucho mejor tomar zumo de uvas o un suplemento. Eso sí, tampoco hace falta irnos al extremo; aunque de vez en cuando tomes una copa, no pasa absolutamente nada, el secreto está en la dosis.

Finalmente, las bebidas energéticas y azucaradas y los zumos envasados tampoco deberían formar parte de tu dieta diaria, pues no nos ayudan a mantener una buena salud intestinal. Por un lado, el exceso de azúcar se relaciona con un sobrecrecimiento de bacterias y hongos patógenos como proteobacterias o *Candida* y una disminución de bacterias protectoras como los *Bacteroidetes* y *Akkermansia*.

Respecto al café, aconsejo tomar máximo de una a dos tazas al día, no más. Si sufres de gastritis o diarreas frecuentes, no es la bebida más indicada para ti, pues podría irritar aún más la mucosa intestinal. En su sustitución puedes tomar bebida de achicoria o infusiones suaves.

Aunque las evidencias respecto al uso de edulcorantes aún no son concluyentes, muchas personas son extremadamente sensibles a estas sustancias que se hallan en yogures, harinas, bebidas, barritas... Personalmente, te recomiendo hacer un consumo moderado (tomar máximo uno o dos productos edulcorados al día) en caso de que lo desees, y si tienes problemas digestivos te aconsejo evitarlos por completo. Los más seguros son la estevia y la sucralosa.

Entonces, ¿qué bebidas son las más recomendables? Te recomiendo el uso de agua filtrada, agua carbonatada sin azúcar, té kombucha, té helado o caliente (verde, rooibos, jengibre, anís verde, hinojo, regaliz o anís estrellado); aguas maceradas con frutas, menta, pepino o limón; agua de coco, o la bebida de kuzu con umeboshi. ¡Tienes miles de opciones saludables!

Nutrientes que enfadan a tu microbiota

La alimentación es, sin duda, uno de los principales factores que determinará la composición de nuestras bacterias. Se sabe que una microbiota saludable es aquella que tiene una amplia diversidad, como sucede, por ejemplo, en el pueblo yanomami. Sus integrantes, junto a los del pueblo hadza, poseen la colección de bacterias más diversa jamás hallada en un ser humano, un hecho que se relaciona con una mayor longevidad y salud. Esto es debido a los factores previamente descritos:

- Los bajos niveles de estrés.
- Mayor contacto con animales.
- Menor uso de antibióticos.
- Dieta muy variada en raíces, vegetales, fruta y legumbres.

Las dietas modernas basadas en el consumo frecuente de alimentos rebozados, carnes procesadas, fritos, aditivos y conservantes, aceites vegetales, azúcar, sodio, exceso de trigo y grasas hidrogenadas se relacionan con disbiosis intestinal.

Todos estos alimentos que encontramos especialmente en el fast food no son nada recomendables para nuestras tripas, pues nos irritan las mucosas, causan un aumento de bacterias proteolíticas y reducen la microbiota protectora, aumentando la hiperpermeabilidad intestinal. Yo siempre doy un consejo: cuanto más cerca de la tierra esté el alimento que estás ingiriendo, mejor. Fíjate en las regiones más longevas y con la microbiota más saludable, sus habitantes no comen tostadas con mermelada, barritas de pescado fritas o latas de refrescos. Debemos volver atrás y comer como un ser humano, no como la industria alimentaria pretende que nos alimentemos, para así recuperar nuestra salud.

¿Cuáles son los alimentos que hacen feliz a nuestros microbios? La fibra es su alimento favorito. A continuación, te dejo los alimentos más ricos en fibra, que promueven una mayor diversidad bacteriana y que, sin duda, recomiendo introducir en tu dieta:

- Ajo.
- Cebollas y chalotas.
- Espárragos.
- Raíz de achicoria.
- Hinojo.
- Brotes de bambú.
- Tempeh.
- Puerro.
- Remolacha.
- Crucíferas.

- Manzana.
- Granada.
- Arándanos.
- Fresas.
- Ciruelas.
- Melocotón.
- Nectarina.
- Moras.
- Kiwi.
- Pomelo.
- Frambuesas.
- Uvas.
- Anacardos.
- Almendras.
- Linaza.
- Arroz integral.
- Plátano macho.
- Patata y boniato enfriados.
- Chucrut.

Otra maravilla fácil de conseguir es aumentar el consumo de alimentos ricos en omega 3, como el pescado azul. Estos ácidos grasos se han relacionado con un aumento de bacterias productoras de ácido butírico. El ácido butírico es un ácido graso de cadena corta que mejora el flujo sanguíneo, reduce marcadores de inflamación, calma el sistema inmunitario, reduce el estrés oxidativo y refuerza la barrera intestinal. En sí, ejerce un efecto antiinflamatorio en la mayor parte de los órganos del cuerpo.

Finalmente, tenemos otra maravilla al alcance de todos los bolsillos para cuidar de nuestros microbios: el almidón resistente. Lo encontramos en tubérculos como el boniato, la patata y la yuca, y en cereales como el arroz, la cebada o la quinoa. Para ello deberemos comerlos una vez fríos: cocínalos y déjalos enfriar al menos ocho horas en la nevera y consúmelos a temperatura ambiente. El almidón nos ayuda a alimentar las bacterias protectoras y a producir más ácido butírico.

En síntesis, alimentar a las bacterias positivas con fibra, almidón resistente y omega 3 nos ayuda a aumentar las bacterias encargadas de sintetizar ácidos grasos, como el ácido butírico, mejorando la motilidad del colon, además de tener un efecto antiinflamatorio y un correcto mantenimiento de la inmunidad.

A veces, algunos pacientes me comentan: «Pero, Maria, a mi toda esta verdura y fruta que acabas de nombrar me produce gases y noto que me inflaman. ¿Por qué me pasa esto? ¿Debo forzarme a comerlos?». La respuesta es «no». Existen personas que tienen problemas digestivos y que, a consecuencia de la inflamación y el desajuste de su microbiota, han desarrollado sensibilidad a algunos alimentos, especialmente a aquellos que tienen mucha fibra.

Es por ello por lo que la nutrición recomendada para las personas con problemas digestivos y para las personas sanas es distinta. Vamos a ver qué problemas digestivos son los más comunes y cómo debe ser la dieta de estas personas para poderse recuperar.

DISBIOSIS	EXPLICACIÓN	SÍNTOMAS	CAUSAS
Helicobacter pylori	Es un tipo de bacteria que causa infección en el estómago. Se adhiere en la mucosa del estómago y es el principal causante de la gastritis y úlcera péptica.	Vómitos, náuseas, hinchazón, reflujo gastroesofágico, pirosis, dolor intestinal y diarrea.	Se adquiere principalmente a través de la ingestión de alimentos o agua contaminados con la bacteria. Aunque esta bacteria habita en nuestros estómagos, puede crecer descontroladamente si nuestro sistema inmune está debilitado. El estrés y la toma crónica de IBP aumenta el riesgo de contraer *H. pylori*.
Sobrecrecimiento bacteriano en el intestino delgado (SIBO) o en el intestino grueso (LIBO)	Condición médica en la que se produce un crecimiento excesivo de bacterias en el intestino delgado (SIBO) o grueso (LIBO). Estas liberan hidrógeno o sulfuro de hidrógeno.	Flatulencias, hinchazón, diarrea crónica, déficit de hierro y B12.	Estreñimiento crónico, estrés crónico, sedentarismo, dieta inadecuada, alteraciones anatómicas o inmunosupresión.
Sobrecrecimiento de metanógenas en el intestino delgado (IMO) o grueso (LIMO)	Condición médica en la que se produce una proliferación anormal de arqueas en el intestino grueso. Estas liberan metano.	Flatulencias, hinchazón, estreñimiento, déficit de hierro o B12.	Estreñimiento crónico, estrés crónico, sedentarismo, dieta inadecuada, alteraciones anatómicas o inmunosupresión.

DISBIOSIS	EXPLICACIÓN	SÍNTOMAS	CAUSAS
Parasitosis	La parasitosis intestinal es una enfermedad causada por la presencia y desarrollo de parásitos en el tracto gastrointestinal de un huésped.	Picor anal, diarrea, rinitis, picor de ojos, eccemas, náuseas, cólicos.	Se adquiere principalmente a través de la ingestión de alimentos o agua contaminados con el parásito o debido a un sistema inmunitario débil.
Sobrecrecimiento fúngico intestinal (SIFO)	Condición en la que se produce un aumento excesivo de hongos, especialmente del género *Candida*, que pueden desarrollar hifas para invadir y colonizar la mucosa intestinal.	Candidiasis vaginal recurrente, intolerancias alimentarias, erupciones en la piel, depresión, ataques de pánico, problemas de memoria, diarrea o estreñimiento.	Estrés crónico, sedentarismo, abuso de antibióticos, ACOS, dieta inadecuada o inmunosupresión.
Hipodiversidad bacteriana	Condición en la que existe una disminución o reducción de la diversidad de bacterias reguladoras y muconutritivas, generalmente bacterias acidolácticas (BAL).	Dolor abdominal, intolerancias alimentarias, cólicos, diarrea o estreñimiento.	Abuso de antibióticos y otra medicación (ACOS, AINE, IBP, antidepresivos), dieta inadecuada.

TIPOS DE DISBIOSIS

Si en el test del principio del capítulo has detectado que tu salud digestiva está alterada, te recomiendo prestar especial atención a este apartado.

En este libro me quiero centrar en las prioridades, así que, si llevas una dieta proinflamatoria, no haces ejercicio ni te tomas un tiempo para tu descanso, no tiene sentido empezar a hacer miles de pruebas o dietas restrictivas: comienza por los cimientos, no por el tejado. Con toda probabilidad, solo con mejorar un poco tu alimentación siguiendo las indicaciones del plato saludable, tus digestiones mejorarán considerablemente.

En el caso de que sigas con síntomas digestivos, continúa leyendo. En este cuadro te explico las disbiosis más frecuentes:

Mediante un test de heces con la técnica PCR *(polymerase chain reaction)* o secuenciación masiva (NGS) podemos averiguar la presencia de microorganismos patógenos como hongos o parásitos. También nos sirven en la consulta para evaluar la diversidad intestinal. Personalmente, no recomiendo el uso de los cultivos porque es una técnica poco sensible, y con frecuencia observamos a pacientes con falsos negativos.

También mediante un test de aire espirado podemos detectar de una manera no invasiva si tenemos SIBO, LIBO, LIMO o *Helicobacter pylori*.

Un buen tratamiento de disbiosis deberá incluir:

- Análisis de posibles intolerancias alimentarias.
- Plan de alimentación antiinflamatorio.
- Suplementación/medicación alopática si es necesario.
- Probióticos.
- Gestión del estrés.
- Plan de ejercicio.

Un plan para mejorar la salud digestiva debe tener en cuenta todos los pilares para asegurar una buena recuperación postratamiento. De otro modo, es probable que no acabemos de mejorar o, lo que es aún peor, que recaigamos.

En estos casos los alimentos altos en fibra, especialmente aquellos altos en FODMAP, suelen sentar mal en aquellas personas con disbiosis intestinal. Los FODMAP (Fermentable oligosaccharides, disaccharides, monosaccharides, and polyols) son un grupo de carbohidratos fermentables que se encuentran en ciertos alimentos y que pueden ser mal absorbidos en el intestino delgado. Estos aumentan el volumen de agua del intestino delgado y la producción de gas en el colon. En personas con disbiosis e hipersensibilidad visceral, pueden provocar síntomas gastrointestinales como gases, diarrea, hinchazón o dolor intestinal.

El ajo, la cebolla, el brócoli, la manzana o las almendras son altos en FODMAP y suelen sentar mal de manera temporal a estas personas con disbiosis. Cuando explico esto en mi consulta, hay personas que me dicen: «Pero, Maria, que lío... ¡Si justo has dicho que son los que mejor le van a nuestra microbiota!». Es cierto, lo son, pero cuando hay una inflamación de las mucosas, no se toleran bien.

En casos de enfermedad inflamatoria intestinal (enfermedad de Crohn y colitis ulcerosa) e hiperpermeabilidad intestinal, es altamente efectivo el protocolo GAPS, que consiste en una restricción inicial de todo tipo de verdura, fruta y granos. En su lugar, se consumen caldos y alimentos de origen animal, pues se absorben más fácilmente cuando el intestino está muy inflamado. El objetivo final siempre debe ser reintroducir de nuevo los alimentos una vez la mucosa y la microbiota están recuperados. Es muy efectiva y altamente antiinflamatoria cuando se aplica correctamente.

Es por ello por lo que es conveniente, y así lo demuestran multitud de estudios, que los pacientes con disbiosis e hiperpermeabilidad intestinal hagan una retirada temporal de alimentos altos en FODMAP de varias semanas mientras se trata la disbiosis y las mucosas. Algunos estudios muestran una mejora de los síntomas de casi un 80 por ciento. Sin embargo, deberás poder tolerarlos una vez tu intestino esté desinflamado, puesto que no es recomendable mantener el protocolo por mucho tiempo. El protocolo bajo en

FODMAP a largo plazo podría causar una disminución de las bacterias protectoras como *Lactobacillus* y bifidobacterias, pues los FODMAP son sus alimentos favoritos.

Si quieres acceder a recetas bajas en FODMAP, escanea el QR para poder ver distintas ideas de desayuno, comida y cenas.

La disbiosis también puede tratarse de manera natural en algunos casos con suplementos naturales, combinando extractos de orégano, tomillo, ajedrea o alicina (ajo), berberina o neem durante varias semanas. De hecho, existen estudios actuales donde se compara el uso de antibióticos con herbáceos en pacientes con SIBO que muestran una efectividad equiparable a los antibióticos. Eso sí, siempre bajo la supervisión de un profesional.

Debido a la disbiosis, algunas personas desarrollan intolerancias y mala absorción, como por ejemplo a la fructosa, al sorbitol o a la lactosa debido a la inflamación de las vellosidades. Sin embargo, en la gran mayoría de los casos son capaces de volver a tolerar los alimentos una vez se corrige la disbiosis y se sana la barrera intestinal.

Hay personas que pueden presentar reacciones negativas ante la toma de ciertos alimentos. Esta reacción de «rechazo» puede ser por dos razones: porque nuestro sistema inmunitario reaccione negativamente a las proteínas del alimento, o porque nuestro intestino no absorbe correctamente los carbohidratos presentes en los alimentos (fructosa, lactosa, sorbitol...).

La causa puede ser genética, como sucede con la intolerancia a la lactosa genética o el déficit de diaminoxidasa (DAO), y entonces las intolerancias son irreversibles. Pero también puede tratarse de intolerancias temporales debido a un proceso inflamatorio en el intestino, que por ejemplo derive en una intolerancia transitoria a la lactosa o a la fructosa. En estos casos el paciente podrá volver a tolerar esos alimentos con una buena dieta y un tratamiento a base de probióticos, suplementos o fármacos, en el caso de que sea necesario.

Intolerancia a los carbohidratos

La integridad de la barrera intestinal y sus vellosidades es fundamental para la correcta absorción de alimentos y para los procesos de digestión.

Hoy en día se sabe que, con procesos de inflamación crónicos de mucosa intestinal, los transportadores localizados en las vellosidades y las enzimas encargadas de degradar los carbohidratos de los alimentos pueden quedar afectadas temporalmente. Esto provoca que los carbohidratos como la lactosa o la fructosa no se descompongan, se acumulen y causen gases e hinchazón.

Para ver si realmente tenemos una intolerancia, podemos realizar un test de aire espirado no invasivo con el fin de detectar si tenemos problemas para la absorción de:

- Lactosa.
- Fructosa.
- Sorbitol.
- Glucosa.
- Sacarosa.

Si queremos saber si dicha intolerancia es genética, podemos realizar exámenes de sangre que la verifiquen o, por lo contrario, determinen si existe la posibilidad de recuperar la tolerancia resolviendo la inflamación intestinal.

Histaminosis alimentaria no alérgica y reacción a proteínas

«Histaminosis» es un término empleado para describir situaciones de exceso de histamina en la sangre, generalmente de causa no alérgica (no inmunológica). Se consideran concentraciones normales de histamina en sangre valores entre 25-65 ng/mL.

Las causas por las que se puede elevar la histamina son

muchas, provocando síntomas digestivos como diarreas, estreñimiento o cólicos y extradigestivos como dermatitis, picor de piel, dolor de cabeza, rinitis o cansancio. Se asocia a fibromialgia, síndrome de fatiga crónica y migrañas.

La histamina la puede producir nuestro propio sistema inmune (la que llamamos «histamina endógena») ante una infección o en episodios de alergia, pero también está presente en algunos alimentos (exógena). Veámoslo con detalle:

1. Una de las causas más comunes de la histaminosis es un déficit genético de la enzima DAO, la enzima encargada de degradar esta histamina de los alimentos. Si su actividad está reducida, no toleraremos la histamina presente en los alimentos. La solución está en llevar una dieta baja en histamina.

2. En casos de inflamación digestiva, la producción de esta enzima puede verse afectada, generando una intolerancia temporal a la histamina de los alimentos por la inflamación intestinal. La solución es un correcto tratamiento de mucosas y resolver la disbiosis de la microbiota.

3. Otras causas del exceso de histamina puede ser una intoxicación alimentaria, SIBO, SIFO o parasitosis, dado que algunos organismos son capaces de producir histamina.

4. Finalmente, sabemos que si hay inflamación intestinal las uniones entre algunos enterocitos pueden

romperse, permitiendo que pasen al torrente sanguíneo toxinas y alimentos sin digerir. Si este proceso persiste, es probable que nuestro sistema inmunitario acabe por reaccionar negativamente y que aparezcan nuevas intolerancias alimentarias. Con un test de histamina de tercera generación podemos comprobar si hay algún tipo de reacción de carácter histaminérgico. A este tipo de intolerancia a la histamina la llamamos «histaminosis alimentaria no alérgica».

Aparte de las intolerancias más habituales que hemos visto hasta ahora, hay una sobre la cual me hacen muchas preguntas en mi consulta, como esta: «Maria, ¿qué pasa con la intolerancia al gluten? ¿Es el gluten tan malo como dicen?». Vamos a tratarlo en el siguiente apartado.

Sobre el gluten

El gluten se ha ganado una muy mala fama, y no es para menos, pues hay muchísimas personas sensibles a él. Debemos saber que «gluten» es el conjunto de proteínas que están presentes en el trigo, pero también lo encontramos en el kamut, la espelta, el centeno o la avena (si no es certificada específicamente «sin gluten»).

Hay personas que sufren enfermedad celiaca y otras personas que presentan alergia al trigo: el tratamiento es la exclusión total de por vida en ambos casos.

Sin embargo, existen personas que tienen sensibilidad no celiaca al gluten (SGNC), es decir, mejoran ante la retirada de gluten, pero el diagnóstico es por exclusión, pues no presentan marcadores específicos de intolerancia al gluten que se hayan descubierto hasta ahora. Estas personas suelen presentar síntomas digestivos y extradigestivos, como acné, eccemas, dolor abdominal, fatiga, entumecimiento de extremidades o bradipsiquia, entre otros, ante el consumo de gluten. Algunos expertos hablan del «neurogluten», pues algunas personas sensibles al gluten o celiacas pueden sufrir signos neurológicos como ataques de ansiedad, depresión o ataques de pánico. No es la primera vez que escucho pacientes decir «toda mi vida he sufrido de ataques de pánico y recaídas en depresión. Desde que quité el gluten y descubrí que era celiaco/a, nunca jamás he vuelto a tener ningún problema neurológico». Debemos prestar más atención a estas personas, no es ninguna broma y los pacientes no diagnosticados sufren mucho.

¿Qué otros problemas podría causar el gluten si no somos celiacos o tenemos SGNC?

En primer lugar, quizá no se haya hecho un buen diagnóstico de celiaquía, pues sabemos que el 5 por ciento de los pacientes celiacos presentan serologías negativas. En estos casos hay que realizar un análisis genético y una citometría de flujo para asegurarnos bien.

También puede ser debido a una sensibilidad a la gliadina, a las proalminas y a la aglutinina del trigo (sus antinutrientes) o porque hay una inflamación estomacal o/y intestinal de base que no permite digerir bien el trigo. Conviene hacer un buen estudio con un nutricionista especializado o un médico digestivo actualizado.

Además, existen estudios observacionales, estudios de intervención y distintos casos clínicos donde se observan mejorías ante la retirada del gluten en enfermedades autoinmunes como síndrome nefrótico, tiroiditis autoinmune y diabetes tipo 1, aunque no fueran celiacos. En algunos casos, incluso se consiguió la remisión de la enfermedad, y en otros pacientes se comprobó una mejoría clara en los marcadores de inflamación y de dolor. Aunque actualmente la evidencia es aún limitada, sí se sospecha que el gluten podría empeorar las enfermedades autoinmunes.

«¿Es el trigo todo igual? He escuchado que el trigo de hoy es distinto al antiguo», me preguntan a veces. El trigo duro moderno es un producto resultante de la evolución del trigo ancestral einkorn y emmer. Esto no es ningún plan maléfico para enfermarnos, sino que durante generaciones los agricultores han ido seleccionando las plantas que ofrecían un mayor rendimiento hasta obtener el trigo actual.

Esto ha comportado que el trigo moderno duro actual tenga más gluten que el trigo ancestral. También contiene péptidos más inmunorreactivos, como la gliadina Gli-alfa 9, que hace que el trigo se tolere peor, siendo un posible factor detonante para la celiaquía y la SGNC.

Sin embargo, la celiaquía ya existía hace miles de años, así que no podemos culpar a las nuevas variantes del trigo: el aumento de celiaquía es debido a una exposición a varios factores ambientales que incrementan la inflamación, al crecimiento del consumo de productos con gluten, a la excesiva exposición a pesticidas y a una mayor precisión en el diagnóstico.

Si quieres consumir productos con trigo como el pan, te recomiendo que sea de masa madre y doble fermentación, pues a nuestras tripas les será fácil de digerir. Por otro lado, si notas que el gluten te sienta mal, puedes dejar de comerlo. Debes saber que no es un alimento esencial y es totalmente prescindible en nuestra alimentación. Existen miles de otras opciones como el arroz, la quinoa, el trigo sarraceno, la patata, la yuca, el plátano macho o el boniato como sustitutos de hidratos de carbono.

LA GRAN ESTAFA DEL INTESTINO IRRITABLE

«Llamamos SII a un conjunto de síntomas para los que no encontramos una causa subyacente clara o detectable con las técnicas diagnósticas hoy disponibles», esta es la definición del síndrome del intestino irritable que da la Asociación Española de Gastroenterología, aunque parezca inverosímil si consideramos la cantidad de gente que tiene este diagnóstico.

El SII se caracteriza por la presencia de síntomas gastrointestinales recurrentes, como dolor y distensión abdominal, junto con alteraciones en el hábito deposicional en ausencia de trastornos metabólicos o estructurales que justifiquen los síntomas. A pesar de no ser aparentemente un problema de salud grave, tiene un gran impacto en la calidad de vida de los pacientes, especialmente en los que padecen síntomas moderados o graves.

Aunque la base fisiopatológica de este trastorno no está plenamente establecida, se han propuesto varios factores implicados: alteraciones en la motilidad intestinal, alteraciones de la microbiota intestinal, hipersensibilidad visceral, alteraciones psicológicas y mecanismos inflamatorios y postinfecciosos.

Muchísimos pacientes han acudido a mi consulta durante años con este diagnóstico supuestamente crónico, pensando que deben resignarse a vivir con dolor e inflamación en su tripa. Nada más lejos de la realidad, pues con las correctas modificaciones dietéticas y suplementación, la gran mayoría de los pacientes ya muestran grandes mejoras sin tener que recurrir a medicación, y, menos aún, resignarse a cronificar sus síntomas de por vida.

Suelo ser muy insistente con este tema, pues no es poca gente la que lo sufre: la prevalencia del SII varía entre el 3,3 por ciento y el 13,6 por ciento; especialmente, se trata de mujeres, debido a las fluctuaciones hormonales. Son, por lo tanto, muchas las personas que sufren a diario por sus dolencias digestivas y que con un buen tratamiento podrían resolver toda su sintomatología intestinal de por vida.

Entonces, cuando afirmo que no existe el SII, ¿qué quiero decir? Digo que no existe porque en muchas ocasiones al paciente no se le ha estudiado ni tratado de la manera adecuada. Es cierto que algunas personas presentan hipersensibilidad visceral y hay ciertas sospechas de que podría haber alguna causa genética aún desconocida, pero el intestino no se inflama solo y la gran mayoría de las personas podrían solucionar todos sus síntomas con un buen tratamiento.

Muchas personas diagnosticadas con SII crónico tienen otros problemas de base aún no detectados, como puede verse en el iceberg ilustrado de la figura 15.

Se ha descubierto que, por ejemplo, el 22 por ciento de los pacientes diagnosticados con SII en realidad tienen SIBO, que les provoca todos los síntomas relacionados con el mal llamado «intestino irritable». Otras causas subyacentes podrían ser intolerancias alimentarias no detectadas, falta de ácido en el estómago (hipoclorhidria), falta de nutrientes (zinc, vitamina A, omega 3...), una gastritis sin tratar, déficit de DAO, intolerancia a la histamina o la falta de bacterias beneficiosas.

Es importante hacer un buen análisis de la microbiota, prescribir ejercicio físico de manera regular, tratar el estrés de base y llevar una dieta antiinflamatoria para reducir e incluso acabar para siempre con los síntomas del SII. Si te han dado este diagnóstico, no te conformes con sufrir para toda la vida, hay que indagar más.

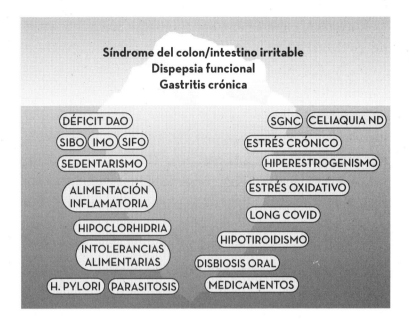

Síndrome del colon/intestino irritable
Dispepsia funcional
Gastritis crónica

DÉFICIT DAO	SGNC CELIAQUIA ND
SIBO IMO SIFO	ESTRÉS CRÓNICO
SEDENTARISMO	HIPERESTROGENISMO
ALIMENTACIÓN INFLAMATORIA	ESTRÉS OXIDATIVO
HIPOCLORHIDRIA	LONG COVID
INTOLERANCIAS ALIMENTARIAS	HIPOTIROIDISMO
H. PYLORI PARASITOSIS	DISBIOSIS ORAL
	MEDICAMENTOS

Figura 15: El iceberg del síndrome del intestino irritable. © Shutterstock. *(Nota. DAO: Diamino oxidasa. SNGC: Sensibilidad No Celíaca al Gluten. Celiaquía ND: Celiaquía no diagnosticada. SIBO: Sobrecrecimiento Bacteriano en el Intestino Delgado. IMO/LIBO: Sobrecrecimiento Intestinal de Metanógenas (Colon/Intestino respectivamente). SIFO: Sobrecrecimiento Intestinal Fúngico).*

Aunque el tratamiento del SII debe ser siempre personalizado, existen algunos suplementos que podemos tomar y que nos van a ayudar a reducir la inflamación digestiva:

- Glutamina kiowa: nutre a las células intestinales y ayuda a resolver la hiperpermeabilidad intestinal.
- Espino amarillo: contiene ácidos grasos antiinflamatorios y polifenoles, que hidratan, protegen y regeneran la piel y las mucosas.

- Zinc carnosina: es efectivo en la protección y tratamiento de la inflamación de las mucosas estomacales y esofágicas principalmente, ejerciendo una acción antiinflamatoria.
- Vitamina A: ayuda a la formación y al mantenimiento de los dientes, los tejidos blandos y óseos, las membranas mucosas y la piel.
- Omega 3: modifica la microbiota al tiempo que fomenta el crecimiento de especies productoras de butirato.
- Plantas amargas (alcachofa, boldo, *Desmodium*, diente de león o cardo mariano): apoyan la detoxificación hepática, tienen efectos antiinflamatorios y ayudan a resolver el estreñimiento.
- Aceite esencial de menta: ha demostrado ser efectiva, en ensayos clínicos, a la hora de reducir los gases, la inflamación y el dolor abdominal.
- *Lactobacillus rhamnosus* GG: es una de las bacterias probióticas más estudiadas. Libera sustancias antibacterianas, genera un efecto antiinflamatorio y protector en el intestino y sus habitantes.
- Enzimas digestivas: nos ayudan a digerir mejor la comida cuando nuestros intestinos están inflamados.
- Bisglicinato de magnesio: apoya la motilidad intestinal mejorando el estreñimiento, ayuda a calmar el sistema nervioso y tiene efectos antiespasmódicos.
- Cúrcuma liposomal: contiene un compuesto activo llamado curcumina, que ha demostrado tener propiedades antiinflamatorias y que ayudan a combatir

el estrés oxidativo. También promueve un equilibrio saludable de las bacterias beneficiosas en el intestino.

Si quieres obtener más información sobre los tratamientos que recomiendo como terapeuta en el caso del síndrome del intestino irritable, aquí te dejo una exposición en vídeo que he preparado exclusivamente para mis lectores que deseen profundizar más. ¡Escanea el QR para descubrir cómo sanar correctamente tus tripas!

Adiós al estreñimiento crónico

El estreñimiento suele describirse como una frecuencia de deposiciones inferior a tres veces por semana, y casi un 14 por ciento de la población lo sufre. Lo llamamos «estreñimiento crónico» cuando no hay ninguna otra causa orgánica subyacente que lo cause.

Aunque suele ser considerado un problema de salud banal, la repercusión a nivel personal, sanitario y social es importante. Diversos estudios han asociado el estreñimiento crónico con mayores índices de absentismo laboral y un empeoramiento de la calidad de vida. De hecho, las repercusiones psicológicas son tan altas que superan el impacto causado por la artritis reumatoide o la hemodiálisis. Y es que la defecación regular es, sin duda, el mayor mecanismo de detoxificación. Yo siempre explico a mis pacientes que se imaginen una botella de cristal que vas rellenando de comida a diario y luego dejas la tapa cerrada. Si la abres después de una semana, ¿qué habrá ocurrido? Se habrá producido una fermentación bacteriana considerable, con presencia de sustancias derivadas de la putrefacción como indoles, cadaverina, putrescina, amoniaco, escatol, paracresol... Solo por los nombres, puedes imaginarte que no es nada bueno.

Lo mismo pasa en tus tripas: si no defecas a diario, estas sustancias se reabsorberán, afectando a tus órganos, pero especialmente al hígado.

Idealmente, deberías ir al baño por la mañana a diario sin necesidad de hacer fuerza ni de recurrir a sustancias como café o laxantes; si no es así, probablemente tu peristaltismo (mecanismo intestinal de evacuación) está alterado.

El tratamiento del estreñimiento consistirá, en primer lugar, en descartar con tu médico digestivo el tránsito lento, las disfunciones en la salida, una defecación disinérgica o un estreñimiento secundario derivado de la toma de fármacos.

En casos de no haber una causa orgánica subyacente, habrá que seguir investigando. Una posible causa del estreñimiento crónico podría ser la falta de fibra dietética, pues esta mejora el tránsito intestinal y promueve el crecimiento de bacterias beneficiosas como *Lactobacillus* y bifidobacterias que promueven el tránsito intestinal. Si eres una persona que come poca fruta y verdura, te recomiendo aumentar el aporte a 600 g diarios y añadir algún probiótico rico en bacterias acidolácticas como las que acabamos de mencionar. Sin embargo, a algunas personas la fibra y los probióticos no les ayudan porque tienen un sobrecrecimiento de microorganismos productores de metano (IMO), relacionado con el estreñimiento crónico. En estos casos la fibra les empeora la sintomatología, así que se deberá abordar la disbiosis para deshacernos de estos microorganismos y así poder resolver el estreñimiento.

Otra recomendación importante sería cambiar la posición en el retrete: te recomiendo colocar un banquito que eleve tus pies. Esta posición es mucho más eficiente para evacuar correctamente y sin hacer esfuerzo, pues al apretar en exceso corremos el riesgo de que aparezcan hemorroides.

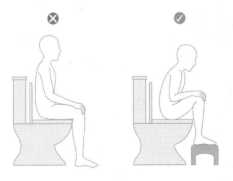

Figura 16: Cómo defecar correctamente. © Shutterstock

Por último, y no menos importante: asegúrate de beber suficiente cantidad de agua rica en electrolitos y minerales para ayudarnos a facilitar el tránsito intestinal. Personalmente, te recomiendo que añadas a tu rutina mañanera una infusión calentita y tres vasos de agua mineral con un poco de agua de mar filtrada en ayunas. Si además añades un paseo en ayunas, muy probablemente resuelvas tus problemas de estreñimiento.

GUÍA DE PROBIÓTICOS

Existe mucha confusión sobre qué probióticos tomar y cuándo tomarlos, pues no siempre están indicados ni sientan bien a todas las personas. Si tienes muchos gases o te han diagnosticado sobrecrecimiento bacteriano, no sería recomendable como primera opción, y deberás hacer primero un buen tratamiento para erradicar el exceso de bacterias; añadir probióticos puede empeorar la sintomatología.

Sin embargo, algunas especies de probióticos del género de los *Lactobacillus* y bifidobacterias han mostrado efectos antiinflamatorios y protectores. En la siguiente lista encontrarás mis cepas favoritas y cuándo es el mejor momento para tomarlas:

Probióticos durante la toma de antibióticos y frenar la diarrea: *Saccharomyces boulardii* HS5 y *L. rhamnosus* GG.

Ambos ayudan a prevenir la diarrea y a preservar la flora autóctona durante intoxicaciones alimentarias o durante la toma de antibióticos o antifúngicos.

Probióticos para el estreñimiento: *B. lactis* BL03, *B. bifidum* FHNFQ25M12 y *L. rhamnosus* GG.

Estas cepas producen ácidos grasos de cadena corta antiiinflamatorios, reducen el pH intestinal debido a la producción de ácido láctico y aumentan el metabolismo de los ácidos biliares estimulando el peristaltismo y reduciendo el tránsito colónico.

Probióticos para el dolor intestinal: *B. infantis* CCFM689, *B. lactis* BL03, *S. termophilus* ST218, *L. rhamnosus* GG, *L. plantarum* CCFM1143, *B. breve*, y *B. animalis* CCFM1148.

Distintos estudios muestran que algunas cepas de estos géneros de bacterias podrían aliviar el dolor abdominal en personas con hipersensibilidad visceral e hinchazón abdominal.

Probióticos para reducir el colesterol: *L. reuteri* NCIMB 30242, *L. fermentum* ME-3, *B. lactis* HN019, *Streptococcus thermophilus*, *L. acidophilus* L1, *L. plantarum* 299v.

Los probióticos ayudan a aminorar el estrés oxidativo e inhibir citocinas proinflamatorias, generando un efecto cardioprotector. En metaanálisis de ensayos clínicos aleatorizados (mayor nivel de evidencia) se observa que algunas de estas cepas ayudan a reducir los niveles de colesterol LDL y reducir la presión arterial.

Probióticos para luchar contra infecciones: *L. reuteri* CCFM1145 y *L. plantarum* CCFM1143, *L. reuteri* DSM 17938, *L. reuteri* DSM17648 y *L. casei* DN-114001.

Estas cepas de probióticos incrementan la eficacia del tratamiento ante patógenos como el *Helicobacter pylori* o algunos parásitos intestinales.

Probióticos para aliviar los síntomas de la alergia: *Lactobacillus casei* W56, *Lactobacillus lactis* W58, *Lactobacillus acidophilus* W55, *Lactobacillus salivarius* W57, *Bifibaceterium infantis* W52, *Bifibaceterium lactis* W18, *Bifibaceterium longum* W5 y *Lactobacillus rhamnosus* GG. Algunas cepas han demostrado que reducen la aparición de síntomas de alergias ambientales y alimentarias y aceleran la adquisición de tolerancia, como por ejemplo a las proteínas de la leche de vaca.

Consejos

- Si estás realizando una dieta baja en fibra fermentable, fíjate en que los probióticos no contengan inulina, FOS o GOS.
- La cantidad mínima que debe contener un probiótico son 10^9 CFU (unidades formadoras de colonias).
- Algunos probióticos se conservan en la nevera y otros no; pregunta a tu farmacéutico de referencia cómo conservarlos correctamente.
- A veces se añaden aglomerantes y otros excipientes para abaratar los costes y encapsular. ¿Qué no queremos ver en un probiótico? La respuesta es: maltodextrina, dióxido de silicio, dióxido de titanio, aceite de girasol, carragenanos, lactosa (en el caso de que tengas intolerancia a la lactosa), gluten ni caseína (en el caso de que seas sensible o alérgico a la proteína láctea).
- Las especies deben tener estudios científicos que

avalen su eficacia, e, idealmente, estudios hechos en ensayos clínicos en humanos. Por eso es importante indicar la cepa, como por ejemplo *L. casei* UB1499, pues no todas las especies de un mismo género tienen las mismas funciones.

EL CASO DE RUTH

Ruth acudió a mi consulta con dolores de cabeza recurrentes y problemas intestinales: diarreas explosivas, cólicos, reflujo y mucho ardor en el estómago. Además, presentaba signos similares a la alergia: picor de ojos, rinitis, estornudos y eccemas. Tenía mucho dolor durante el periodo menstrual, y los días antes de la regla notaba mucha tensión y dolor en los pechos, con llantos sin explicación y signos depresivos. Lo peor de todo eran las llagas que le aparecían en la boca y el sangrado de las encías.

A Ruth le pedí un test de SIBO, un análisis de heces mediante técnica PCR en el que se analizan las heces para examinar la microbiota intestinal, y otro de saliva para comprobar su salud bucal.

También hicimos análisis específicos de alergia, intolerancias alimentarias y analíticas de sangre.

Ruth era una persona que llevaba a cabo su trabajo con gran eficacia; sin embargo, había priorizado tanto su carrera laboral que no escuchaba a su cuerpo. Y llegó a un punto en que sus síntomas le impedían seguir llevando una vida normal.

Aparte de realizar un tratamiento integrativo de salud, le recomendé iniciar terapia con la psicóloga de confianza de mi equipo, pues ya sabemos que el estrés crónico afecta a la salud de nuestras tripas.

En su caso, detectamos la presencia de un parásito tropical debido a una intoxicación alimentaria durante sus vacaciones el anterior verano y un sobrecrecimiento de bacterias productoras de sulfuro. Presentaba, además, múltiples intolerancias alimentarias.

Por otra parte, tenía valores de inflamación muy elevados en sangre y niveles altos de histamina derivados de su disbiosis intestinal e intolerancias alimentarias.

En su caso realizamos un tratamiento de mucosas (alternando glutamina, espino amarillo, vitamina A y zinc carnosina), le recomendé la toma de antibióticos para el SIBO y continuamos con un buen plan dietético para reducir su inflamación intestinal. También tratamos las bacterias bucales con enjuagues específicos y usando un dentífrico calmante a base de caléndula.

Bajo prescripción del endocrino de mi equipo, le recomendamos usar progesterona natural en crema los días previos al ciclo, pues en sus analíticas observamos un déficit de progesterona y un exceso de estrógenos, que le provocaba síndrome premenstrual y un aumento del dolor durante la menstruación.

Ruth ahora está mucho mejor: han remitido las migrañas, el dolor articular, los síntomas de exceso de histamina por disbiosis intestinal y las intolerancias. Sus encías ya no sangran, no tiene cólicos y va a diario al baño sin problemas.

Ruth ahora sabe que tiende a somatizar en el intestino y deberá prestar más atención a su alimentación y sistema nervioso.

PARA NO OLVIDAR

• Un intestino inflamado se relaciona negativamente con la longevidad.

• Una alimentación inflamatoria, el abuso de fármacos, los contaminantes ambientales, el estrés y el sedentarismo son detonantes de la microbiota intestinal y la mucosa.

• El intestino es el mayor órgano detoxificador, por lo que necesitamos evacuar a diario para tener una longevidad saludable.

• Es importante hacer un buen diagnóstico de celiaquía/SGNC.

• Detrás del diagnóstico de intestino irritable puede haber disbiosis e intolerancias no detectadas. No es un diagnóstico de por vida.

• El ejercicio físico es fundamental para tener unas buenas digestiones.

• A través de la nutrición, el ejercicio, la suplementación y la gestión emocional podemos mejorar mucho nuestras digestiones.

4

MÁS FUERZA, MÁS VIDA

La inactividad física y el sedentarismo tienen un efecto deletéreo sobre la salud humana que es comparable con fumar.

C. Bouchard *et al.* (2015)

Enfermedades crónicas y sedentarismo

El ser humano no está hecho para estar todo el día sentado en una silla y delante de una pantalla. Jamás en la historia de la humanidad hemos tenido una sociedad tan sedentaria, y esto acarrea, lógicamente, consecuencias para nuestra salud.

Necesitamos una dosis de realidad para darnos cuenta de que el sedentarismo tiene un efecto deletéreo sobre la salud humana, tanto que los científicos han demostrado que podría ser igual de negativo para la salud como lo es el fumar. Sí, no es una exageración: las cifras de muertes asociadas a la inactividad y al sedentarismo son de 5,3 millones al año a nivel mundial, las mismas que provoca el consumo de tabaco según un estudio reciente de la revista *JAMA Cardiology.*

Si nos fijamos en las regiones más longevas, estas tienen como denominador común una característica: sus habitantes se mueven a diario y realizan tareas físicamente demandantes, en mayor o menor medida.

Dedicar diariamente un tiempo a moverse no es un capricho ni es cuestión de «tener tiempo», debería ser una actividad más a incorporar en tu rutina, como lo es el comer, ducharte o lavarte los dientes. Es el pilar fundamental para la longevidad y el envejecimiento saludable.

Ahora quizá pienses que estas sociedades longevas no van al gimnasio, que para qué tenemos que ir nosotros. Bien, esto es por una razón muy simple: en nuestro día a día no subimos y bajamos montañas, no vamos a cazar animales, no transportamos agua, no caminamos largas horas para acompañar al ganado ni cultivamos nuestro huerto por lo general. Así que tenemos que compensar de alguna manera las ocho o nueve horas que pasamos sentados.

El estilo de vida moderno se basa en moverse en vehículos para caminar lo mínimo posible y sentarnos a trabajar en una mesa durante ocho horas (en el mejor de los casos). Por la tarde nos sentamos a la mesa del bar a tomar algo, para acabar en el sofá viendo Netflix, porque, curiosamente, estamos cansados. La civilización actual está creando un entramado social que favorece el sedentarismo, un entorno totalmente obesogénico que busca que la vida sea cada vez más fácil.

La vida contemporánea va totalmente en contra de lo *que el ser humano* requiere fisiológicamente hablando, estamos desconectados por completo de la naturaleza del *Homo sapiens* y no es sorprendente que las enfermedades de carácter inflamatorio como la artritis reumatoide, la hipertensión o la diabetes tipo 2 vayan en aumento.

Por supuesto, aunque la mayoría de nosotros no podemos dejarlo todo e irnos a vivir a una granja del campo, sí puedes simular ese movimiento natural para tener los beneficios del ejercicio físico, ¡que son muchísimos!

A mí personalmente no me gustaba nada correr, ni entrenar con pesas y mucho menos ir al gimnasio. Sin embargo, después de una lesión muy grave que tuve y tres operaciones graves en el tobillo, el entrenamiento de la fuerza me dio la vida. No solamente hizo que me recuperara más rápido, sino que acabó con todos mis dolores cervicales y lumbares, dejé de tener infecciones de garganta continuas, mejoró mi estado de ánimo y, sobre todo, gané seguridad en mí misma.

Si has decidido mejorar tu salud y tener una mayor longevidad, te recomiendo leer atentamente este capítulo.

ACTIVIDAD FÍSICA VERSUS EJERCICIO FÍSICO

En España, siete de cada diez personas no hacen ningún tipo de ejercicio. De estos tres que lo hacen, dos únicamente practican un deporte (tenis, pádel...) y tan solo una persona hace realmente ejercicio programado (INE).

De la misma manera, es alarmante saber que la tasa de sobrepeso actual duplica la del año 1980, cuando la tasa mundial no superaba el 13,5 por ciento, mientras que hoy en día está por encima del 39 por ciento según datos oficiales de la OMS, lo que supone que más de una tercera parte de la población tiene sobrepeso. Estamos ante una verdadera pandemia.

Aunque el sobrepeso y la obesidad son multifactoriales y complejos, existen miles de estudios que afirman que la nutrición y, especialmente, el ejercicio físico son fundamentales como parte de su tratamiento. Es preciso aclarar que cuando hablamos de sobrepeso nos referimos a un peso corporal superior al considerado saludable según el índice de masa corporal (IMC), mientras que la obesidad implica una acumulación excesiva de grasa en el cuerpo que va más allá del simple exceso de peso y conlleva riesgos para la salud más significativos.

Por ello, es necesario darle al ejercicio físico la importancia que se merece y que se prescriba con mayor frecuencia, además de dar más facilidades a las personas que sufren sobrepeso, para conseguir que lleven a cabo estos cambios de vida. Decirle a una persona que «haga deporte y coma bien» es muy ambiguo, necesitamos con urgencia profesionales de la nutrición y del deporte en nuestros hospitales para educar a estas personas y ofrecer herramientas útiles.

Cuando hablamos de ejercicio físico y de movernos,

muchos pacientes me dicen que ellos caminan bastante, que hacen tareas de casa y en el fin de semana a veces van a dar un paseo por la playa. Sin embargo, esto no es suficiente. Prescribir a un anciano solamente caminar, es condenar su futuro, es quitarle calidad de vida y autonomía, y ahora veremos por qué.

Recuerdo que cuando empecé a entrenar aún se percibía como algo extraño que las mujeres nos entrenáramos con pesas. Muchos me decían que, si ya estaba delgada, para qué iba al gimnasio, que las mujeres no eran femeninas con tanto músculo o incluso que era una afortunada por tener tiempo para ir al gimnasio.

Hoy en día, las cosas han cambiado y ya no se percibe como extraño que las mujeres vayan al gimnasio; no obstante, el ejercicio físico sigue percibiéndose como un capricho o como una herramienta para perder peso, pero lo que muchas personas no saben es que realizar ejercicio físico de manera regular tiene muchos, muchísimos otros beneficios en la salud, más allá de la estética. Esto lo avala la ciencia en multitud de estudios que han demostrado que el ejercicio físico es bueno para la salud porque:

- Mejora la salud ósea y previene la osteoporosis.
- Fortalece el sistema inmunitario.
- Mejora la calidad del sueño.
- Reduce el riesgo de sufrir enfermedades crónicas (diabetes tipo 2, cáncer, Alzheimer...).
- Previene y ayuda en el tratamiento de la depresión.
- Mejora la salud mental y cognitiva.

- Previene la aparición de enfermedades neurodegenerativas.
- Mejora la salud intestinal.
- Mejora la circulación sanguínea.
- Reduce la inflamación crónica.
- Previene la aparición de lesiones y caídas.
- Previene el dolor de espalda.
- Mejora las tasas de supervivencia de los pacientes con cáncer.
- Ayuda a reducir el colesterol sanguíneo.
- Asociación inversa con el riesgo de mortalidad por todas las causas, incluidas las enfermedades cardiovasculares, el cáncer, la diabetes y el cáncer de pulmón.

¡Y aún podría seguir! Seguimos buscando el suplemento ideal cuando tenemos el mejor de todos en nosotros mismos: ejercitar correctamente nuestro cuerpo.

Ahora bien, es importante que diferenciemos entre actividad física, deporte y ejercicio físico, puesto que no es lo mismo ni implican los mismos beneficios.

Cuando hablamos de «actividad física» nos referimos a cualquier movimiento corporal que implique un gasto de energía y que incluya actividades realizadas en la vida diaria, el trabajo, el hogar o el tiempo de ocio. Esto puede incluir caminar, subir escaleras o hacer labores domésticas. El deporte es el conjunto de ejercicios físicos que se presentan a manera de juego, ya sean individuales o colectivos, pero practicados bajo ciertas reglas, como jugar al fútbol, el pádel o el golf.

El ejercicio físico, por otro lado, está pautado, programado y prescrito en función de las posibilidades, objetivos y necesidades de cada persona. Sus efectos beneficiosos sobre el organismo y la salud son incontables. En cuanto al deporte, me gusta mucho destacar una frase que escuché a Felipe Isidro, que es todo un referente entre los profesionales en el ámbito del ejercicio físico: «Hay que estar en forma para hacer deporte y no hacer deporte para ponerte en forma». He aquí un ejemplo de esto: muchas personas deciden empezar a jugar al pádel, correr o subir un pico de tres mil metros cuando llevan años sin hacer ningún tipo de ejercicio físico. Al principio, quizá no notes nada, pero es probable que no tarden en llegar los dolores o incluso lesiones, pues ni los músculos ni las articulaciones están en condiciones para aguantar las exigencias del deporte que uno quiera practicar.

Sabemos que el ejercicio físico contribuye a la prevención de lesiones a través de varios mecanismos. En primer lugar, fortalece los músculos, los ligamentos y los tendones, lo que brinda una mayor estabilidad y soporte a las articulaciones, reduciendo la probabilidad de movimientos inseguros.

Además, el ejercicio mejora la coordinación, el equilibrio y la propiocepción, que es la capacidad del cuerpo para detectar su posición en el espacio, permitiendo una respuesta más rápida y efectiva a los cambios inesperados en el entorno. Estos factores combinados aumentan la capacidad del cuerpo para realizar movimientos controlados y seguros, minimizando así el riesgo de lesiones. La conexión entre los músculos y el cerebro es esencial para este proceso, ya que el cerebro envía señales a través del sistema nervioso para coordinar y controlar la contracción muscular, lo que, cuando se entrena de manera adecuada, resulta en movimientos más precisos y menos propensos a causar daño a los tejidos.

Por ejemplo, si quieres correr un maratón de 10 km, es una locura pensar que solamente deberás prepararte corriendo: habrá que trabajar la movilidad articular, estar en un peso adecuado para no sobrecargar las articulaciones, y fortalecer las piernas, el abdomen y la espalda para reducir el impacto de la pisada. Y lo mismo ocurre con todos los deportes. Sin lugar a dudas, tener un plan de ejercicio físico personalizado será clave para mejorar tu rendimiento y prevenir posibles lesiones.

Por supuesto, el mejor ejercicio es el que se hace, porque no hay duda de que entre quedarte en el sofá o ir a dar un paseo, salir a dar esa caminata será mucho más beneficioso que quedarnos sentados, ¡claro que sí! Pero no podemos quedarnos únicamente con estos paseos, pues no será suficiente a largo plazo, y más aún sabiendo que, con la vejez, perdemos fuerza, función y masa muscular. Esto aumenta el riesgo de muerte por todas las causas y mayor codependencia, con lo que debemos entrenar nuestros músculos cuanto antes. Además, lleva a que aumente nuestra morbilidad, que es un indicador clave para evaluar la carga de enfermedad y la salud de una población: hace referencia al número y la proporción de casos de enfermedad, lesiones o condiciones de salud específicas en una población durante un periodo de tiempo determinado.

OBESIDAD, ¿ES CUESTIÓN DE GENÉTICA?

En los últimos años se ha reconocido que la grasa corporal, a la que nos referiremos de ahora en adelante como «tejido adiposo», secreta varias moléculas llamadas «adipocitoquinas» y que desempeñan un papel primordial en el equilibrio de varios procesos fisiológicos del cuerpo. Múltiples estudios epidemiológicos —que analizan la distribución y los determinantes de enfermedades en poblaciones humanas, proporcionando información crucial para entender patrones de propagación y factores de riesgo— confirman que el contenido de grasa visceral supone un factor de riesgo para el desarrollo de enfermedades coronarias y autoinmunes, y especialmente para algunos tipos de cáncer como cáncer de endometrio, pecho, colon, recto, próstata y vesícula. También es un factor de riesgo para la diabetes tipo 2 y la hipertensión y de muerte por cualquier causa.

Seguramente, te habrás fijado en que algunas personas con sobrepeso no tienen los típicos «michelines» o grasa acumulada en otras partes del cuerpo, sino que tienen barrigas muy abultadas y duras. Esto significa que la mayor parte de su grasa es visceral, es decir, que está infiltrada en los órganos, especialmente en el hígado y en los músculos. Este tipo de grasa es altamente inflamatoria.

Por supuesto, la grasa desempeña un papel primordial; de hecho, almacenamos prácticamente doscientas o trescientas mil calorías en forma de grasa, y esto ha sido clave para nuestra supervivencia, pues nos permite aguantar hasta cuarenta días sin comer. También nos ayuda a mantener el calor y es una fuente más de energía para nuestro día a día. La llamada «grasa esencial» es necesaria para el funcionamiento de la médula ósea, el sistema nervioso central, los órganos internos, las membranas celulares y, en las mujeres, las glándulas mamarias y la región pélvica.

Niveles demasiado bajos de grasa se relacionan con afecciones hormonales, como infertilidad y amenorrea (ausencia de periodo menstrual), baja libido, desnutrición, debilitamiento del sistema inmunitario, fatiga o depresión.

Idealmente, para mantenernos saludables deberíamos estar por debajo de un 20 o 25 por ciento de grasa en el caso de las mujeres y de un 15 o 20 por ciento en el caso de los hombres. Suele utilizarse el IMC para medir el peso saludable; sin embargo, no es un indicador preciso de la salud, pues no tiene en cuenta el porcentaje ni la distribución de la grasa. Es mucho más preciso utilizar la relación cintura/cadera y básculas de bioimpedancia para calcular la cantidad de masa magra (músculo) y grasa que tiene la persona.

Relación cintura/cadena =	$\dfrac{\textit{Perímetro cintura (cm)}}{\textit{Perímetro cadera (cm)}}$

Patrón de distribución grasa (riesgo cardiovascular)

Índice cintura/cadera:
Indicador de obesidad central

Hombres: riesgo cardiovascular > 1 (> P90)
Mujeres: riesgo cardiovascular > 0,85 o > 0,90 (> P90)

Circunferencia de la cintura (SEEDO):
Buena correlación con el acúmulo de grasa perivisceral

Es un parámetro muy variable; se ha observado riesgo
de complicaciones metabólicas.
Hombres: > 95 cm; riesgo elevado > 102 cm
Mujeres: > 82 cm; riesgo elevado > 88 cm

El tejido adiposo no es solo grasa inocua o simplemente una barriguita «cervecera» divertida, como suele pensarse, sino que es considerada como un órgano, pues posee actividad endocrina, produciendo numerosas sustancias hormonales y no hormonales como leptina, adiponectina, angiotensina II, ECA, proteína C reactiva, estrógenos, cortisol, citoquinas clásicas o factores de crecimiento, entre otros, que regulan la presión arterial, el funcionamiento del sistema cardiovascular, el azúcar en sangre y el metabolismo de los lípidos, entre otros.

Además, la adiposidad acelera una enzima llamada «aromatasa», encargada de convertir testosterona en estrógenos, aumentando el riesgo de sufrir cáncer hormonodependiente como es el cáncer de mama o de útero, o endometriosis.

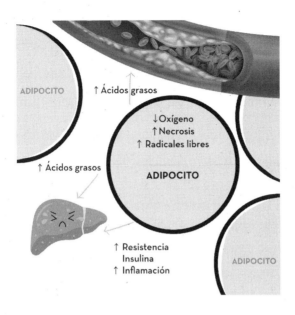

Figura 17: Consecuencias del exceso de adiposidad intraabdominal y su relación con la resistencia a la insulina y el hígado graso. Fuente: elaboración propia.

En la figura 16 puedes ver una célula de grasa (adipocito) y cómo está rellenada de triglicéridos (grasa). El crecimiento de este tejido (hipertrofia) comporta una menor irrigación sanguínea y, por lo tanto, le llegará menos oxígeno al adipocito (hipoxia). Esta situación de hipoxia (disminución de oxígeno disponible) afectará al resto de la célula, lo que comporta necrosis y una liberación constante de moléculas inflamatorias (IL-6, proteína C reactiva, TNF alfa...) y radicales libres que oxidan nuestro cuerpo, alterando el sistema inmunitario y afectando la función de todos los órganos, especialmente al hígado.

En definitiva, la obesidad es un factor que promueve la

inflamación de bajo grado y, por lo tanto, es el primer enemigo para la longevidad. Y no, no existe la obesidad saludable. Si bien existen personas obesas sin problemas de salud aparentes, este fenotipo —es decir, lo que podemos observar y medir en un individuo, que es la manifestación visible de la información genética y las influencias ambientales en su desarrollo— de «obesidad médicamente saludable» parece ser un estado transitorio que progresa con el tiempo a un fenotipo poco saludable, especialmente en niños y adolescentes.

Ya no se trata solo de un órgano que secreta citocinas inflamatorias, sino que el exceso de peso también afecta a nuestras articulaciones y, por supuesto, a nuestra capacidad de movilidad, que nos predispone a caídas, lesiones y a tener una peor calidad de vida.

Pero ¿por qué existe un aumento tan exagerado de la obesidad? ¿Qué estamos haciendo mal?

«Maria, he escuchado que la obesidad es genética», me dicen algunos pacientes en la consulta. Pues la respuesta es «sí y no». Si bien es cierto que existen genes relacionados con la obesidad (FTO, MC4R, OB...), sería absurdo quedarnos con la idea de que es únicamente debido a los genes, viendo el incremento exponencial, pues el ADN no cambia en tan pocos años.

En algunos estudios se observa que ser portador de estos genes promotores de la obesidad no implica tener problemas de peso, pues muchas personas portadoras de estos polimorfismos no desarrollan obesidad a lo largo de su vida. Lo que sí se observa es que existe una mayor predisposición. Por ejemplo, en algunos estudios se ha observado que los adultos portadores del gen FTO están predispuestos a ganar más grasa que quienes no tienen el polimorfismo genético. Sin embargo, en los estudios también se ha observado que, si las personas portadoras son activas en su día a día, su porcentaje de grasa se mantiene igual o más bajo que en personas no portadoras.

Así pues, aunque seas portador de un polimorfismo genético relacionado con la obesidad, no estás condenado de por vida y no será un impedimento para que puedas tener un peso saludable.

Además, que tengas familiares con obesidad como nuestros padres, abuelos o hermanos no tiene por qué implicar en todos los casos que sea un problema genético, sino más bien que toda la familia ha seguido un mismo estilo de vida y, por lo tanto, han desarrollado más fácilmente sobrepeso u obesidad.

Si observas el gráfico de la OCDE (figura 18), puedes ver que países como Estados Unidos ha pasado de casi un 14 por ciento de obesidad en la población en 1970 a un 40 por ciento en 2023: en tan solo cincuenta y dos años la obesidad se ha incrementado un 26 por ciento. ¡Es una barbaridad! Tal y como hemos comentado previamente, este incremento es imposible que sea por un cambio en el genoma humano, ya que el ADN tarda muchísimo más tiempo en modificarse, así que no podemos echarles la culpa a los genes, pues no han cambiado, pero el estilo de vida, sí, y de modo radical.

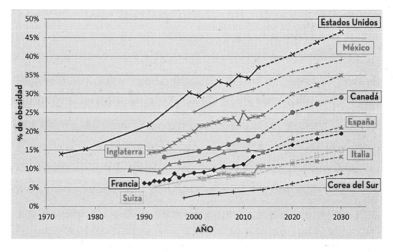

Figura 18: Proyección de la evolución de la obesidad en varios países de la OCDE hasta 2030. Fuente: adaptación de la Organización para la Cooperación y Desarrollo Económicos (OCDE).

En las últimas cuatro décadas hemos visto cómo nuestro entorno es cada vez más obesogénico por múltiples causas:

- Mayor distribución y acceso a alimentos procesados.
- Sobrealimentación.
- Estrés crónico.
- Sueño inadecuado.
- Inactividad física.
- Entorno laboral sedentario.
- Mayor uso de medicamentos obesogénicos (como

antihistamínicos, varios inhibidores selectivos de la recaptación de serotonina y betabloqueantes).

- Aumento de sustancias químicas disruptoras endocrinas en nuestro aire, agua, fuentes de alimentos, cuidado personal y productos manufacturados.

Sin duda, nuestro entorno cada vez se aleja más del modo en que el ser humano está preparado por naturaleza. Pero las buenas noticias son que, si somos conscientes de esta situación, podemos reaccionar y tratar de modificar ciertos hábitos de vida. Vamos a ver cómo.

Antes de empezar, quiero dejar algo muy claro: comer menos y moverse más no es siempre la solución al sobrepeso y la obesidad. ¡Ojalá fuera tan fácil!

Sabemos que las personas que han pasado desnutrición en la infancia tienden a desarrollar obesidad de mayores, y, además, sabemos que el riesgo de obesidad aumenta en los países en desarrollo, pues no se dispone de educación sanitaria suficiente ni de poder económico para comprar alimentos frescos, por lo que existe una mayor tendencia a consumir alimentos procesados. Además, el acceso a profesionales de la salud mental en países en desarrollo es limitado, y sabemos que la obesidad está muy relacionada con factores emocionales.

Los sucesos traumáticos y las épocas de mucho estrés pueden predisponernos a encontrar un refugio en la comida. Se sabe que la comida hipercalórica y rica en azúcares activa nuestro sistema de recompensa, es decir, eleva nuestros niveles de dopamina, que es uno de los neurotransmisores que se encargan de hacernos sentir placer. Así pues, es común que en momentos de tristeza y ansiedad algunas personas recurran a ella y, por ende, acaben por comer de más y aumentar de peso.

Los trastornos de la alimentación por llegar a tener un cuerpo normativo también son un potencial factor, pues la presión por tener un cuerpo delgado puede llevar a la persona a realizar dietas extremas, que en muchos casos acaban detonando en un efecto rebote y atracones debido al excesivo control y ansiedad.

Finalmente, y no menos importante, en la consulta observamos con frecuencia que hay personas con sobrepeso y obesidad que, a pesar de comer bien, les es imposible reducir su porcentaje de grasa. Esta situación es debido, en parte, a sus problemas digestivos e inflamación de bajo grado, que las predispone a sufrir mayor retención de líquidos y una resistencia a la insulina y a tener problemas en la absorción de alimentos.

Tenemos que ser conscientes de todos estos factores que contribuyen a la obesidad, investigar bien a ese paciente y no únicamente decirle que se mueva y coma menos.

Además, una vez que el paciente ya es obeso, es aún más difícil, ya que pueden presentar las siguientes características:

- Resistencia a la leptina: la hormona que nos hace sentir saciados y es secretada por el tejido adiposo. Cuando hay niveles muy elevados de grasa y, por ende, de leptina, el cerebro deja de ser sensible a la señal de esta hormona, con lo que la persona nunca se termina de saciar y acaba comiendo siempre de más.

- En algunos estudios se ha observado que las personas obesas no liberan la misma cantidad de dopamina que una persona sana al final de las comidas. Esto hace que no te sientas nunca saciado y, por lo tanto, tiendas a comer de más.

- El exceso de grasa hiperactiva el sistema inmunitario, causando fatiga crónica, alteraciones mitocondriales y una menor disponibilidad energética, pues el sistema inmunitario consume una gran cantidad de energía. Esto hace que tengas menos ganas de moverte y te sientas agotado el día entero.

- La depresión y el estrés se relacionan también con fatiga crónica, lo que comporta mayor dificultad para ir a entrenar.

- El 40 por ciento de los obesos tiene depresión, con lo cual es más difícil sentirte motivado para entrenar.

Tal y como hemos observado, son muchos los factores que intervienen en la obesidad, no únicamente la alimentación y el ejercicio. A una persona obesa o con sobrepeso debemos darle las herramientas y soporte adecuados para que, poco a poco, consiga reducir ese tejido adiposo.

Eso sí, es innegable que, al abordar la obesidad, la nutrición y el ejercicio deben formar parte del tratamiento. Y esto sirve tanto para los niños y las niñas como para las personas adultas o ancianas.

Ahora que hemos entendido por qué el exceso de grasa es perjudicial y los factores que intervienen, vamos a centrarnos en qué podemos hacer para mejorar nuestro estado físico y nuestros niveles de energía.

EL MÚSCULO Y LA FUERZA, EL SECRETO DE LA LONGEVIDAD

Muchas personas piensan en correr o saltar a la comba cuando se plantean reducir el porcentaje de grasa, y aunque el ejercicio cardiovascular también es efectivo y muy beneficioso para nuestra salud, nos olvidamos de un gran aliado: el entrenamiento de la fuerza.

Cuando hablamos del músculo y el entrenamiento de la fuerza, a muchas personas les viene a la cabeza un culturista de cien kilogramos, bien moreno y musculado. Pensamos que querer ejercitar nuestros músculos es simplemente por la estética, para tener unos glúteos más pronunciados o unos brazos bien musculados. Sin embargo, trabajar la fuerza va mucho más allá de la estética. ¡Y te traigo buenas noticias! No es necesario lucir músculos como un culturista, ni mucho menos, para obtener los beneficios del entrenamiento de la fuerza.

Entrenar y crear una buena masa muscular, entre otros beneficios, es fundamental en la pérdida de grasa. En primer lugar, porque se trata de un tejido que demanda mucha energía para mantenerse. Así pues, tu cuerpo oxidará —lo que popularmente llamamos «quemar»— muchas más calorías solo por mantener esa masa muscular.

También nos ayuda porque, después de realizar ejercicios de fuerza, el cuerpo experimenta un aumento en el consumo de oxígeno postejercicio (EPOC), conocido como «deuda de oxígeno». Durante este periodo, el metabolismo se mantiene elevado y se gastan muchas calorías. La masa muscular tiene un impacto significativo en el EPOC, ya que los músculos más grandes y fuertes requieren más energía para su recuperación.

Durante el ejercicio, los músculos utilizan en su mayor parte glucosa y ácidos grasos (aparte de ATP y fosfocreatina) como fuentes de energía. Sin embargo, a medida que aumenta la masa muscular, el músculo se vuelve más eficiente en la oxidación de las grasas. Esto se debe a que las células musculares contienen una mayor cantidad de mitocondrias, que son las organelas responsables de la producción de energía. Cuantas más mitocondrias tengas, mayor será tu capacidad para oxidar grasa durante el ejercicio, lo que puede favorecer la pérdida de grasa.

El desarrollo de masa muscular a través del entrenamiento de fuerza también puede mejorar la sensibilidad a la insulina. La insulina es una hormona responsable de regular los niveles de glucosa en sangre y promover el almacenamiento de grasa. Cuando somos más sensibles a la insulina, nuestro cuerpo utiliza mejor los carbohidratos y favorece la oxidación de las grasas, lo que puede contribuir a una mayor pérdida de tejido adiposo.

También puede mejorar el equilibrio de nuestras hormonas: la ciencia ha demostrado, por ejemplo, que el entrenamiento de la fuerza optimiza las oportunidades de concebir en mujeres con síndrome del ovario poliquístico que se someten a procesos de fertilidad. En el caso de los hombres, se ha observado, por ejemplo, que realizar 40 minutos de ejercicio de fuerza y aeróbico de intensidad moderada cuatro veces por semana disminuye los problemas de erección en varones con disfunción eréctil causados por inactividad física, obesidad, hipertensión, síndrome metabólico y/o enfermedades cardiovasculares.

Otros investigadores encontraron que los hombres que levantaban o movían objetos pesados con frecuencia en el trabajo tenían una concentración de espermatozoides un 46 por ciento más alta y un conteo total de espermatozoides un 44 por ciento más alto, en comparación con aquellos que desempeñaban trabajos menos físicos. Esto es importantísimo, pues la calidad espermática y los problemas de fertilidad están a la orden del día, probablemente por el mal estilo de vida que tenemos.

Para poner el lazo final, múltiples estudios respaldan que las personas con mejor fuerza de agarre envejecen más lentamente. Es decir, una buena fuerza de agarre puede retrasar el proceso de acortamiento de telómeros y la disminución de las defensas asociadas con el envejecimiento. No por el agarre en sí, sino que el agarre mismo es un indicador de que la persona tiene una buena masa muscular y fuerza.

Y es que, como ves, los beneficios del entrenamiento de la fuerza no solamente son a nivel estético: el entrenamiento tiene un impacto increíble en la prevención de la salud y la longevidad.

Más curiosidades sobre el músculo

- El músculo esquelético conforma entre el 30 y el 40 por ciento del peso. Si estamos por debajo del 25 por ciento en hombres y del 23 por ciento en mujeres, hablaríamos de sarcopenia (pérdida de masa, fuerza y funcionamiento de los músculos), y, por lo tanto, de una mayor predisposición a la enfermedad. Estos datos los puedes evaluar en una báscula de bioimpedancia.

- Los músculos están conformados por distintos tipos de fibras que se unen a los huesos, para así poder moverlos al contraerse y relajarse en respuesta a mensajes voluntarios provenientes del sistema nervioso; es la conexión cerebro-músculo.

- Cuando hablamos de fuerza física nos referimos a la capacidad de una persona para generar fuerza o resistencia, que se puede aplicar a una tarea determinada. En la práctica, la fuerza física está determinada por dos factores: el área de la sección transversal de un músculo, el volumen de las fibras y su intensidad contráctil. Es decir, una persona puede ser fuerte incluso si sus músculos no son voluminosos, pues la generación de fuerza depende de la capacidad del sistema nervioso para controlar, reclutar y organizar las fibras musculares más efectivamente. La fuerza de los tejidos conectivos, como los tendones y los tejidos fibrosos, también afecta a la capacidad de los músculos para generar fuerza.

Así pues, no nos importa tanto el tamaño del músculo esquelético como su función. De hecho, la misma contracción muscular ya es beneficiosa: por ejemplo, cuando hacemos una sentadilla, estimulamos la formación y el mantenimiento de los huesos. Esto es especialmente importante en todas las edades, pero sobre todo en la menopausia y la vejez, donde aumenta el riesgo de osteoporosis.

Otro motivo por el que entrenar no siempre debe tener un objetivo estético es por la secreción de mioquinas, que son citoquinas liberadas por el tejido muscular durante la contracción muscular. Los beneficios de las mioquinas son múltiples: tienen efectos antiinflamatorios, ayudan a la reducción de la grasa visceral, reducen la absorción de grasas,

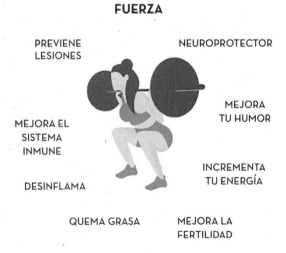

BENEFICIOS
DE ENTRENAR
FUERZA

PREVIENE
LESIONES

NEUROPROTECTOR

MEJORA EL
SISTEMA
INMUNE

MEJORA
TU HUMOR

DESINFLAMA

INCREMENTA
TU ENERGÍA

QUEMA GRASA

MEJORA LA
FERTILIDAD

Figura 19: Los beneficios del entrenamiento de la fuerza. Fuente: elaboración propia.

mejoran la sensibilidad a la insulina y también tienen propiedades inmunomoduladoras. En resumen, las mioquinas que se liberan durante el entrenamiento ayudan en la prevención de la demencia, depresión, infecciones, diabetes tipo II, enfermedades cardiovasculares y cáncer.

Nunca es tarde para empezar a entrenar

Es importante remarcar que, a partir de los treinta años, la masa muscular empieza a declinar si no hacemos nada para contrarrestarlo, por lo que es importante que, para prevenir al máximo la sarcopenia, empieces a entrenar la fuerza lo antes posible.

Con la edad también se pierde velocidad de ejecución —es decir, la velocidad con la que desplazamos un objeto o nos movemos nosotros mismos—, aumentando el riesgo de caídas, pues las fibras rápidas del músculo, aquellas que te permiten realizar movimientos con rapidez y agilidad, empiezan a decaer a los treinta. De hecho, a los setenta ya se habrán perdido prácticamente el 70 por ciento si no hacemos nada para prevenirlo. Por esa razón, los ancianos sarcopénicos y con falta de fibras rápidas tropiezan, se caen o no pueden ni levantarse de la cama.

El entrenamiento no es entretenimiento, es decir, no entrenamos para divertirnos, sino que es una actividad esencial en nuestro día a día que todo el mundo debería priorizar. Por supuesto, cuanto mejor te lo pases, mayor será tu adherencia al programa, por eso es importante escoger el lugar, el profesional que te asesora y el tipo de entrenamiento que más se adecue a ti.

Puedes combinar tu entrenamiento con otros deportes u actividades que te ayuden a seguir trabajando la coordinación, la fuerza o la movilidad y que te diviertan, ¡claro que sí! Baile, artes marciales, escalada, senderismo... Pero el entrenamiento de la fuerza va a ser el soporte primordial para un envejecimiento saludable y para prevenir la aparición de lesiones cuando hagas las actividades que más te gusten.

Muchas personas no le ven el sentido a levantar unos hierros del suelo, sin embargo, piénsalo así: hacer sentadillas te permitirá levantarte de la silla, subir un cajón te permitirá subir escaleras, levantar unas mancuernas te permitirán sostener a tu hijo sin sufrir dolores de espalda, sostener una barra te permitirá llevar la compra o mantener el equilibrio ante una posible caída. Y esto significa que envejecerás sin tener que depender de otros, siendo un adulto funcional y capaz, además de prevenir múltiples enfermedades.

Aun así, no hace falta irnos a la vejez, pues tener unos músculos fuertes te ayudará a prevenir lesiones, evitar dolores de espalda o caídas. Te permite seguir el ritmo de tus hijos, ser capaz de hacer viajes y excursiones que sin una buena capacidad muscular y aeróbica no podrías llevar a cabo. En definitiva, ganarás calidad de vida.

Entonces, ¿cómo mejoramos nuestra función muscular? ¿Cómo incrementamos nuestra fuerza? La respuesta es: entendiendo los principios del entrenamiento.

Necesitamos una prescripción de ejercicio individualizada y específica para nuestro objetivo. Deberemos incorporar ejercicios de fuerza al menos dos o tres veces por semana, trabajando los patrones básicos de movimiento (tracciones, empujes, dominante de cadera, dominante de rodilla y rotacionales). Si eres principiante, es recomendable realizar tres o cuatros series por ejercicio con poco peso o incluso sin él y realizar numerosas repeticiones (entre ocho y veinte).

Si eres principiante te recomiendo empezar por una rutina de cuerpo completo en vez de entrenar por grupos musculares, incorporando cuatro o cinco ejercicios por sesión que involucren los patrones de movimiento básicos que hemos nombrado recientemente, como: dominantes de cadera (por ejemplo, peso muerto), dominante de rodilla (por ejemplo, sentadillas), empujón vertical (por ejemplo, press militar), empujón horizontal (por ejemplo, press banca), tirón horizontal (por ejemplo, remos), tirón vertical (por ejemplo, dominadas asistidas) y rotacional (por ejemplo, russian twist).

Te recomiendo realizar de dos a tres sesiones semanales de treinta minutos a una hora, pero si tienes menos tiempo, ¡antes que no hacer nada, quince minutos podrían servir! Especialmente, si estás empezando o tienes obesidad, con diez o veinte minutos bien planificados al inicio, sería suficiente. La cuestión es que este entrenamiento sea frecuente y eficiente.

Estos ejercicios no solamente pueden incluir levantamiento de pesas, podemos usar máquinas, ejercicios con bandas de resistencia o ejercicios utilizando la resistencia del propio peso corporal.

Se recomienda que se incluyan ejercicios que involucren las piernas al menos dos días a la semana, pues es donde tenemos la mayoría de las fibras rápidas y las que más rápido se pierden al hacernos mayores.

Para obtener mejoras en el rendimiento físico, es necesario exponer al cuerpo a un nivel de estímulo mayor al que está acostumbrado: hablamos del principio de sobrecarga. Esto implica aumentar gradualmente la intensidad, la duración o la frecuencia del entrenamiento para provocar adaptaciones positivas en el cuerpo. Si siempre entrenamos igual, y no sometemos al cuerpo a nuevos retos, no vamos a seguir progresando.

Eso sí, no tengas prisa por utilizar grandes cargas, es mejor realizar siempre una buena técnica para evitar lesiones y, si se puede, empezar con un profesional experto que nos enseñe a realizar los ejercicios.

Decimos también que la carga debe ser progresiva, pues si queremos progresar, la dificultad deberá ir incrementando porque, si no, el músculo no va a recibir el estímulo suficiente como para tener que adaptarse y mejorar. Esto se consigue aumentando gradualmente la carga de entrenamiento a medida que el cuerpo se adapta y se vuelve más fuerte y resistente. La progresión permite evitar lesiones y mantener un estímulo constante para seguir mejorando. Se estima que se debe aumentar un 10 por ciento cada semana.

Aunque no es un principio del entrenamiento, quiero recordarte que el descanso y la recuperación forman parte del proceso. El cuerpo necesita tiempo para recuperarse y reparar los tejidos musculares después del esfuerzo. Planificar periodos de descanso adecuados y alternar entre entrenamientos intensos y días de recuperación es esencial para evitar el sobreentrenamiento. Tampoco te frustres si alguna semana no puedes ir, la clave es la adherencia y que no dejes de entrenar por no «hacerlo todo perfecto».

En síntesis, es importante tener una programación semanal que cambie cada cuatro o seis semanas. No es recomendable cambiar el entrenamiento constantemente, pues repetir un mismo ejercicio semana tras semana te permite incrementar la carga y mejorar la técnica, mejorar la conexión músculo-cerebro, con lo que avanzarás mejor.

Ejemplo de un entrenamiento full body

La duración de este programa es de un mes, después del cual puede cambiar a variaciones más difíciles de los ejercicios; por ejemplo, sentadilla sin peso > sentadilla con barra > sentadillas búlgaras. El entrenamiento debe completarse dos o tres veces por semana.

El programa sigue un patrón de entrenamiento en circuito en el que hay un descanso de recuperación de sesenta a noventa segundos después de cada ejercicio:

Ejercicios de ejemplo:

- Sentadilla con el peso corporal: 3 × 8-10.
- Dominadas asistidas: 3 × 6-8.

- Puente de glúteo: 3 × 12-15.
- Fondos con banco: 3 × 6-8.
- Remo con gomas elásticas: 3 × 12-15.
- Flexiones con rodillas apoyadas: 3 × 12-15.

AVISO: Es importante tener en cuenta tus lesiones y tu situación personal antes de empezar a entrenar para elegir los ejercicios más adecuados, y, sobre todo, preguntar siempre a tu entrenador o técnico de la sala sobre cómo utilizar las máquinas para evitar lesiones.

NO TE FALTA ENERGÍA, ¡TE FALTAN MITOCONDRIAS!

A muchas personas les causa rechazo empezar a hacer ejercicio porque se sienten torpes y sin energía y se fatigan con facilidad, especialmente si tienen sobrepeso y nunca han hecho ejercicio físico.

Por ello, es complicado iniciarse en una nueva actividad física, pero te aseguro que, una vez empiezas, tus niveles de energía se dispararán y notarás muchas más ganas de hacer cosas.

Un factor muy importante que contribuye a la fatiga es la disfunción mitocondrial. ¿Y qué es esto? Te explico. Cada célula de nuestro cuerpo contiene entre mil y dos mil mitocondrias, pequeños orgánulos que transforman glucosa (azúcar en sangre), ácidos grasos y proteínas en energía, concretamente en trifosfato de adenosina (ATP). Imagínate los autos de choque, que no funcionan con monedas normales y necesitas dar una moneda y a cambio te entregan una ficha de plástico para introducir en el coche.

Lo mismo pasa en nuestro cuerpo, las mitocondrias cogen esa moneda (azúcar y grasas que provienen de la alimentación) y la transforman en ATP (fichas) que nuestros órganos sí pueden utilizar para funcionar. Podríamos decir que las mitocondrias son nuestras plantas de energía nuclear internas que determinan cuánta energía podemos producir.

Estas pequeñas organelas son las encargadas de llevar a cabo este proceso tan importante; sin embargo, si tenemos poca masa muscular, llevamos una dieta inadecuada o tenemos unos altos niveles de estrés oxidativo e inflamación (si fumamos, bebemos alcohol, comemos alimentos procesados y altos en azúcares...), vamos a tener pocas mitocondrias, y las que tenemos, no funcionarán eficientemente.

Los síntomas de una disfunción mitocondrial son los siguientes:

- Cansancio o fatiga extrema.
- Sueño no reparador.
- Debilidad o dolor muscular.
- Calambres.
- Problemas de memoria y aprendizaje.
- Migrañas.
- Problemas de visión.
- Alteraciones gastrointestinales.

Un mal funcionamiento mitocondrial se relaciona con una peor gestión del azúcar en sangre y una peor capacidad de oxidar grasa. Tiene implicaciones sobre la inflamación, el envejecimiento prematuro y el acortamiento de telómeros, aumentando además el riesgo de sufrir enfermedades neurodegenerativas y cáncer. Esto es debido a que su disfunción comporta la liberación masiva de radicales libres, provocando daño e inestabilidad del genoma y un mal funcionamiento del metabolismo celular que predispone a la expresión de oncogenes.

Se sabe que las mitocondrias no solamente nos ayudan a producir energía, sino que también guardan material genético importante para la supervivencia celular, liberan enzimas antioxidantes, como la superóxido dismutasa, que nos ayudan a frenar este estrés oxidativo y regulan procesos de apoptosis (muerte celular programada).

Es muy importante combatir el estrés oxidativo porque nuestros genes se expresan o pueden quedar silenciados según el estilo de vida que llevamos: un estado inflamatorio sostenido puede provocar la expresión de genes indeseados que se relacionan con la aparición de enfermedades. A esto lo llamamos «epigenética».

En algunos tipos de cáncer (no en todos), la disfunción mitocondrial precede a la alteración del genoma, es decir, la disfunción mitocondrial es capaz de provocar la expresión de oncogenes. Esto es debido a que su mal funcionamiento y la expresión excesiva de radicales libres puede alterar la señalización celular y contribuir a la activación de vías de proliferación y supervivencia que favorecen el desarrollo y crecimiento del cáncer.

Es importante destacar que la relación entre la disfunción mitocondrial y el cáncer es compleja y todavía se está investigando. Si bien la disfunción mitocondrial puede predisponer al desarrollo del cáncer, también puede ser una consecuencia del propio cáncer.

Cómo apoyar la función de nuestras mitocondrias

Si queremos cuidar las mitocondrias, el entrenamiento de la fuerza y cardiovascular es clave, pues aumentará el número y la función de las mitocondrias en el músculo esquelético. Será especialmente importante en personas con resistencia a la insulina y diabetes tipo 2, pues suelen sufrir problemas de disfunción mitocondrial debido a la inflamación persistente.

Sin duda, el tipo de nutrientes que conforman nuestra alimentación también será clave a la hora de mantener unas mitocondrias sanas, pues un abuso de azúcares se relaciona con un mal funcionamiento mitocondrial. Además, los déficits nutricionales alteran la función de estas organelas, pues las enzimas necesarias para el transporte y generación de energía dependen de las vitaminas y minerales que ingerimos.

Algunos de mis suplementos favoritos para mejorar la función mitocondrial son las vitaminas del grupo B, la creatina monohidrato, la coenzima Q10, el ácido alfa lipoico o la cúrcuma liposomal. Eso sí, no tomemos suplementos si previamente no hemos aplicado todas las herramientas previamente mencionadas, ¡supondría empezar la casa por el tejado!

Será importante también cuidar la ingesta total, pues si estamos constantemente comiendo más de lo que necesitamos, la capacidad de nuestro cuerpo para reparar y regenerar los tejidos defectuosos (autofagia) se verá afectada. Se sabe que en periodos prolongados de inanición o de baja disponibilidad energética, como el déficit calórico (comer menos de lo que gastamos), el cuerpo activa mecanismos de limpieza, se «come a sí mismo», eliminando estructuras defectuosas y expresando gran cantidad de antioxidantes para la reparación celular.

Por esta razón, pasar por periodos de restricción calórica apoya también la función mitocondrial; por supuesto, siempre supervisado por un profesional.

Debemos saber que el uso abusivo de AINE como el ibuprofeno y el naproxeno pueden afectar la función mitocondrial y el estrés oxidativo, así como productos de cosmética y limpieza no ecológicos. Por ello, es muy importante cuidar nuestro sistema inmunitario y estilo de vida para evitar así el uso de analgésicos, antibióticos o antiinflamatorios.

Cuida tus mitocondrias y ellas te darán la energía que necesitas para vivir tu día a día.

Mitos del entrenamiento

Existen muchísimos mitos sobre el entrenamiento, así que en este apartado resolveré aquellos más comunes:

Mito número uno: «Para adelgazar tengo que correr»

Correr nos ayuda a aumentar nuestra capacidad pulmonar y también aumenta el gasto calórico diario; sin embargo, no es indispensable. Para adelgazar necesitamos tener un metabolismo sano y generar un déficit calórico, y esto se consigue con una buena alimentación, un buen descanso y una correcta planificación del entrenamiento. No es imprescindible correr.

Además, si quieres iniciarte en la carrera, antes es conveniente haber realizado ejercicio físico específico para correr, pues sin una preparación previa podrías sufrir lesiones y la aparición de dolores.

Mito número dos: «Estar delgado implica estar sano»

Quiero presentarte el concepto TOFI *(thin outside, fat inside)*. Se refiere a las personas que aparentemente tienen un peso corporal normal o incluso son delgadas, pero que presentan un exceso de grasa visceral y tienen un porcentaje de masa muscular muy bajo. Los sujetos TOFI pueden tener un metabolismo igual de disfuncional que una persona con obesidad.

El término TOFI se utiliza para destacar la importancia de la distribución de la grasa corporal en lugar de centrarse únicamente en el peso o el índice de masa corporal (IMC). Aunque una persona pueda tener un aspecto delgado en el exterior, la acumulación de grasa visceral alrededor de los órganos internos, como el hígado, el páncreas y el corazón, puede contribuir a la disfunción metabólica y aumentar el riesgo de enfermedades crónicas.

Así pues, no por estar delgado implica que estés sano.

Mito número tres: «Si soy mujer, el entrenamiento hará que suban mis niveles de testosterona»

Todo lo contrario. Estudios realizados en mujeres con síndrome del ovario poliquístico confirman que el entrenamiento de la fuerza y cardiovascular reduce los niveles de andrógenos circulantes, mejora la resistencia a la insulina y ayuda a regular el ciclo menstrual.

Además, el ejercicio físico ayuda a prevenir la osteoporosis en las mujeres menopáusicas.

Mito número cuatro: «Sudar implica quemar más grasa»

Sudar forma parte de nuestra vida diaria, pero los niveles de sudoración varían dependiendo de cada persona. No siempre que se suda significa que uno está haciendo el ejercicio de la manera correcta. La cantidad de sudor varía mucho entre las personas.

Tampoco quiere decir que estemos adelgazando, ya que, en términos prácticos, solo se pierde agua y electrolitos. La sudoración no es un proceso que gaste suficiente energía para hacer perder peso consistente o adelgazar.

Su función como mecanismo de termorregulación es muy importante, además de ayudar a limpiar impurezas en el cuerpo, pero hay que tener cuidado, ya que el líquido que se pierde se debe reponer.

Incluso hoy en día veo a hombres y mujeres ponerse papel de film en piernas o abdomen, entrenar con chaqueta o con fajas reductoras: lamentablemente tengo que decirte que es tirar el dinero a la basura, pues, por más que sudes, tu grasa no va a reducirse.

Mito número cinco: «Si dejo de entrenar, el músculo se convierte en grasa»

Este es el mayor mito que he escuchado. El tejido muscular y el tejido adiposo son completamente diferentes. Si perdemos músculo, este simplemente se descompondrá en aminoácidos que nuestro cuerpo aprovechará o eliminará, y en ningún caso se convertirá en grasa.

Mito número seis: «Si las mujeres entrenan, se ponen tan musculadas como los hombres»

Las mujeres sintetizamos mucha menos cantidad de testosterona que los hombres, de manera que es mucho más difícil para nosotras que nuestra masa muscular crezca al mismo ritmo y tamaño que la de un hombre.

De hecho, para llegar a estar musculadas, como por ejemplo los hombres que vemos en competiciones de culturismo, se requieren muchos años de entrenamiento, un cuidado extremo de la nutrición y, en muchos casos, el uso de anabolizantes.

Es muy difícil y prácticamente imposible que llegues a ese estado de manera natural, comiendo bien y entrenando tres o cuatro veces por semana.

Mito número siete: «Los que entrenan están muy motivados»

La verdad es que no, la mitad de las veces (personalmente) no me apetece levantarme a las ocho de la mañana a levantar trozos de hierro, la verdad. Hace casi diez años que estoy entrenando la fuerza y, cuando llevas tanto tiempo, sabes que hay épocas en las que estarás con más o menos ganas o quizá tendrás poco tiempo para dedicar al entrenamiento. No abandones, si puedes sacar un día para entrenar, eso es mejor que ninguno.

Algo que mantiene mi motivación es cambiar los deportes que practico y la metodología de entrenamiento. Hay épocas que incorporo actividades como jiu-jitsu u otros deportes de contacto, CrossFit, escalada... o incluso me apunto a retos como carreras de obstáculos. Esto hace que no me aburra al entrenar, que tenga nuevas motivaciones y que mi plan de ejercicio físico tenga un objetivo concreto.

Algo que a mí me ha ayudado mucho es planificar, los domingos, qué días y en qué momento del día iré a entrenar durante la semana. Reservar con antelación el momento para el entreno en tu ajetreada semana te ayudará a que no lo dejes «para cuando tengas tiempo», pues es probable que acabes por postergarlo y nunca encuentres el momento para ir.

ACTIVIDADES PARA MANTENERTE ACTIVO

Después de encuestar a más de cien mil personas que viven en veintiún países diferentes, los investigadores han demostrado que las personas que pasan de seis a ocho horas al día sentadas tienen un riesgo de entre un 12 y un 13 por ciento mayor tanto de muerte prematura como de enfermedad cardiaca, aunque practiquen algún tipo de deporte. De hecho, las personas que permanecían sentadas más de ocho horas al día tenían un riesgo aún mayor, concretamente un 20 por ciento más.

Pero tenemos buenas noticias, otro estudio publicado en el *British Journal of Sports Medicine* descubrió que realizar treinta minutos de actividad física al día puede proporcionar importantes beneficios para la salud, incluida una reducción en el riesgo de mortalidad.

Y es que, aunque hoy en día muchos trabajos sean sedentarios, podemos ajustar nuestra rutina diaria y adaptar el espacio de trabajo a nuestra naturaleza.

Trabajar en movimiento

Yo, que llevo muchos años trabajando sentada con el ordenador, he investigado sobre cómo optimizar el espacio de trabajo, así que te voy a dar una lista de distintas herramientas que puedes utilizar en estos casos:

1. Utiliza una mesa que puedas regular la altura: trabajar de pie mejora tu postura y reduce los dolores articulares derivados de trabajar sentado, mejora la retención de líquido en las piernas y también puede mejorar la productividad, pues estar de pie incrementa el flujo sanguíneo, aportando más oxígeno en todas las partes del cuerpo, especialmente al cerebro, mejorando así la concentración. Además, reduce la presión intervertebral, lo cual es especialmente importante en personas con dolor de espalda. Te recomiendo que empieces por realizar treinta minutos de pie y treinta minutos sentado.

2. Otra opción para incrementar tu movimiento diario podría ser utilizando una cinta especial de correr o una bicicleta estática y colocarla debajo del escritorio para ejercitarte a ritmo suave mientras trabajas. No es necesario que la utilices todo el día, pero puedes usarla en algunos momentos en los que te espere una larga jornada de trabajo.

Esto no solo te ayudará a prevenir dolores que derivan de las largas horas sentado, sino que mejora tu salud cardiometabólica, así como la concentración, la capacidad de rendimiento y la productividad.

3. Tener en casa una barra para hacer dominadas, un TRX o unas anillas de gimnasia de las que poder colgarte puede ayudarte a mejorar la circulación, estirar y descomprimir la columna vertebral, y, quién sabe, ¡lo mismo incluso poder empezar a entrenar para que te salgan tus primeras dominadas!

4. También es recomendable disponer de un mat, una colchoneta de yoga en la que poder sentarte y realizar estiramientos o ejercicios de movilidad durante los descansos. En YouTube hay muchos vídeos de estiramientos de diez y veinte minutos que te pueden ayudar a hacer más efectivo este descanso y prevenir dolores articulares.

En mi caso, por ejemplo, tengo un foam roller para quitar tensión a mis músculos, una kettlebell y algunas bandas de resistencia que utilizo en mi jornada laboral. Moverme durante mis descansos me ayuda a mejorar la retención de líquidos en las piernas, mejora mi humor, me recarga de energía, mejora mi atención y concentración, y, por supuesto, reduce mi ansiedad.

5. Simplemente, aumenta tu gasto diario. Recuerdo a un paciente que me decía que no entendía por qué no paraba de ganar peso a pesar de comer poco, y es que al preguntarle por sus hábitos me dijo que

iba y volvía de casa al trabajo en moto. Después, en la oficina pasaba más de ocho horas sentado. Al volver a casa, se quedaba mirando la televisión toda la tarde, a excepción de dos días que iba al gimnasio.

Así que es normal que subiera de peso, ¡no se movía prácticamente nada! Su gasto energético diario era nulo, de manera que, aunque hiciera tan solo tres pequeñas comidas diarias, ya estaba comiendo muchas más calorías de las que gastaba. Así pues, es de cajón que, si el cuerpo no gasta calorías porque no se mueve, todo lo que comamos se acumula en forma de grasa.

En esta situación es muy difícil perder ni un gramo, a no ser que hagas una dieta muy muy restrictiva, y esto es insostenible a largo plazo y uno va a tener poca inclinación a seguirla.

En el caso de aquel paciente, le expliqué que debía aumentar su actividad y ejercicio físico diarios, como por ejemplo yendo algunos días caminando o en bicicleta al trabajo, añadir algunos días de entrenamiento de fuerza e incorporar al menos uno o dos días de entrenamiento cardiovascular.

PARA NO OLVIDAR

- El sedentarismo es uno de los detonantes del declive de nuestra salud.

- No existe la obesidad saludable, la grasa visceral es altamente inflamatoria.

- El ejercicio físico nos ayuda en la prevención y el tratamiento de la ansiedad y la depresión.

- El ejercicio promueve la neurogénesis.

- La masa muscular y la fuerza son el mejor aliado para la longevidad y el envejecimiento saludable.

- Entrenar la fuerza nos ayuda a «quemar» grasa.

- Es importante cuidar nuestras mitocondrias para tener energía durante el día.

- Entrenar la fuerza es beneficioso a todas las edades y para todos los géneros.

5

REGULA TUS RITMOS CIRCADIANOS

> Una buena carcajada y un largo sueño son
> los dos mejores remedios para todo en el
> libro del médico.
>
> Proverbio irlandés

DUERME MEJOR, VIVE MÁS

Imagina que tu cuerpo es como una casa: durante el día, debido a tus tareas diarias, ensucias la cocina, utilizas el baño, pones ropa para lavar, se acumula polvo en el suelo y se va llenando la bolsa de basura. En algún momento del día dedicas, probablemente, un tiempo a ordenar la casa y limpiar aquello que has ensuciado. Si no lo hicieras, acabarías por acumular mucha basura y vivirías entre la suciedad y el desorden. Sería imposible vivir cómodamente, ¿no?

Lo mismo sucede con el cuerpo. Durante el día ocurren millones de procesos bioquímicos, se genera y se gasta energía. Estos procesos metabólicos son altamente demandantes, energéticamente hablando, y dejan residuos que deben ser eliminados. En muchas ocasiones también se crean estructuras mal formadas por error o células que no funcionan como deberían. Estas serán eliminadas por el sistema inmunitario. A este proceso de limpieza lo llamamos «autofagia», que como hemos visto anteriormente es la capacidad del cuerpo de «comerse a sí mismo», una manera de mantener el equilibrio celular.

¿Por qué explico esto? Porque por la noche es cuando se activan la mayoría de los procesos encargados de esta limpieza y reestructuración celular. El sueño puede considerarse un estado anabólico en el que el cuerpo lleva a cabo procesos de recuperación y regeneración. Durante el sueño se facilita la síntesis de proteínas, la reparación de tejidos y la consolidación de la memoria, lo que contribuye a mantener un equilibrio metabólico y energético saludable.

Así pues, cuidar nuestro sueño es un pilar fundamental si queremos ser más longevos y alejar la enfermedad.

GENES RELOJ Y NÚCLEO SUPRAQUIASMÁTICO

El núcleo supraquiasmático situado en el hipotálamo anterior, al que podemos llamar «reloj maestro», es el principal regulador de todos los genes reloj que se localizan en los tejidos del cuerpo. Estos regulan la expresión génica en función de la hora del día y ayudan a sincronizar los procesos biológicos con el ciclo ambiental.

El cuerpo tiene tres ritmos distintos: los ritmos infradianos, que duran más de 24 horas; los ritmos ultradianos, que duran menos de 24 horas, y los ritmos circadianos, aquellos que tienen una fluctuación de 24 horas. Los más conocidos son los ritmos circadianos, que regulan la temperatura corporal, la actividad motora, el sueño o la alimentación. Están presentes en todas las especies y este patrón se debe a una adaptación a la rotación de la Tierra alrededor de su propio eje.

Aunque la regulación es endógena, es decir, este marcapasos está regulado por nuestro propio cuerpo, se sincroniza con el ambiente especialmente a través de las señales de luz y oscuridad, y, por lo tanto, puede ser modificado con los hábitos. El horario, el tipo de alimentación, el ruido, el ayuno, la exposición al sol, el ejercicio físico o los contactos sociales pueden alterar el ritmo circadiano y, por ende, los genes reloj.

Por ejemplo, se sabe que el pico máximo de cortisol ocurre a los treinta minutos después de despertarnos. Esta hormona nos da la motivación y la energía necesarias para enfrentarnos a nuestro día a día. Por la noche se libera menos cortisol, con lo que tenemos menos ganas de hacer cosas y nos prepara para el descanso.

Hacia las nueve de la noche, debido a la ausencia de luz, la glándula pineal sintetiza melatonina, que nos prepara para irnos a dormir y actúa además como un potente antioxidante. A partir de las diez y media de la noche, las asas del intestino disminuyen también su actividad, a la vez que se reduce la síntesis de insulina (hormona pancreática que ayuda a regular el azúcar en sangre). Esto comporta que por la noche tengas una menor capacidad de digestión y, por eso, se recomienda no hacer cenas demasiado copiosas.

Por la noche, durante la fase de sueño REM (*rapid eye movement*, o movimiento rápido de los ojos), que es la fase más profunda, se llevan a cabo procesos de consolidación de la memoria y procesos de reparación y fortalecimiento del sistema inmunológico. Si nos levantamos muchas veces, nos acostamos tarde y no logramos descansar profundamente, somos más susceptibles a sufrir cambios de humor, irritabilidad y dificultades para regular las emociones. También aumenta el riesgo de tener problemas de memoria y de concentración.

Algunas hormonas como la testosterona fluctúan durante el día y por eso los especialistas indican que la mejor hora para tener relaciones sexuales es por la mañana y no por la noche, especialmente si tienes problemas de disfunción eréctil, pues el pico de esta hormona ocurre entre las seis y las diez de la mañana.

Y ¿por qué es importante todo esto? Pues porque una alteración crónica de los ritmos circadianos, sea porque nos vamos a dormir muy tarde, o no dormimos profundamente, o no descansamos las horas suficientes, comporta una alteración de todos los órganos del cuerpo. A esta alteración la llamamos «cronodisrupción», que se relaciona con la aparición de enfermedades crónicas y envejecimiento prematuro.

El sistema glinfático es un sistema de drenaje de fluido en el cerebro que fue descubierto hace muy poco, concretamente en 2012, por la neurocientífica danesa Maiken Nedergaard y su equipo de investigación. Antes de este descubrimiento se pensaba que el cerebro no tenía un sistema de drenaje de fluidos. Sin embargo, el equipo de Nedergaard descubrió que el cerebro sí tiene un sistema de limpieza de fluidos que funciona de manera similar al sistema linfático del cuerpo. Este sistema de drenaje se llama sistema glinfático y se encarga de eliminar los desechos y las toxinas residuales del cerebro.

La actividad de este sistema está regulada por el reloj biológico interno del cuerpo, que se basa en los ritmos circadianos. Cuando estos ritmos se alteran, como ocurre en la cronodisrupción, se pueden producir cambios en la actividad del sistema glinfático.

Algunos estudios han comprobado que la cronodisrupción puede provocar una reducción en la actividad del sistema glinfático, lo que llevaría a la acumulación de proteínas que generan un efecto tóxico en el cerebro, como la beta-amiloide, que se ha asociado con la enfermedad de Alzheimer. Además, también se ha demostrado que la cronodisrupción puede afectar la función de las células gliales, que son las células que proporcionan soporte y protección a las neuronas.

Cuando alteras tu horario de sueño o te privas de dormir, perjudicas la capacidad del cerebro para operar con la máxima eficiencia.

La no regulación de los ritmos circadianos y sus efectos

¿Qué ocurre en tu cuerpo cuando no tiene los ritmos circadianos regulados? Quedarse despierto hasta tarde aumenta la producción de cortisol, que debería estar a bajos niveles por la noche, aumentando marcadores de inflamación como la proteína C reactiva (PCR) y la IL-6. La privación del sueño también debilita el sistema inmunitario y se relaciona con una mayor incidencia de gripe u otras infecciones.

Se ha demostrado que, además, la privación del sueño eleva la presión arterial y aumenta las ganas de comer, especialmente alimentos ricos en grasas y azúcares, aumentando el riesgo de sufrir a largo plazo obesidad, resistencia a la insulina, diabetes tipo 2 e hipertensión.

Por ejemplo, en algunos estudios se ha observado que las mujeres que trabajan en turno de noche o que experimentan viajes transmeridianos (como las azafatas) pueden presentar disfunciones hormonales asociadas a una disfunción reproductiva e infertilidad. Además, la cronodisrupción ha mostrado alterar la duración del ciclo, puede aumentar el dolor menstrual (debido a la inflamación) y provocar cambios en la duración y cantidad del sangrado.

En un estudio muy interesante se observó que las mujeres que duermen menos de ocho horas secretaban un 20 por ciento menos de la hormona foliculoestimulante (FSH), en comparación con las mujeres que duermen más horas, retrasando la ovulación y alargando la fase folicular.

El problema de los trabajos por turnos es que, aunque tratemos de recuperar las horas de sueño durante el día, la capacidad de reparación y profundidad de descanso no son comparables al sueño nocturno debido al ciclo interno de veinticuatro horas. El cuerpo humano no está preparado para ir en contra de los ritmos circadianos.

No descansar suficiente y no dormir durante la noche, también ha demostrado aumentar el riesgo de sufrir accidentes de tráfico, pues disminuye la alerta y aumenta la somnolencia diurna.

El riesgo de sufrir enfermedades neurodegenerativas como Parkinson, Alzheimer o enfermedades mentales, como la depresión y ansiedad, también aumenta cuando sufrimos de cronodisrupción, pues hay un aumento del estrés oxidativo en el cerebro debido a la inflamación crónica y la hipercortisolemia, una reducción en la producción de melatonina (un potente antioxidante e inductor del sueño) y una menor síntesis de serotonina.

Si trabajas por turnos, te recomiendo que tengas un mayor cuidado de tus hábitos de vida, como mantener un horario de comidas regular y mantener el mismo horario a poder ser en días festivos, pues al cuerpo no le da tiempo a ajustarse en un nuevo horario. También se recomienda descansar totalmente aislados de ruidos y de luz si se decide dormir durante el día.

Causas del insomnio

Puede que no quieras irte a dormir tarde, pero te cueste conciliar el sueño o te levantes muchas veces. De hecho, sabemos que aproximadamente entre el 10 y 30 por ciento de la población presenta problemas de insomnio y la mitad de ellos se clasifican como «crónicos». ¿Qué podría estar pasando? Veamos algunas causas:

- El déficit de hierro: casi el 50 por ciento de las mujeres presentan déficit de este mineral tan importante. Debemos saber que la anemia ferropénica se relaciona con el síndrome de piernas inquietas (cosquilleos, hormigueos, tirones y picazón en las piernas por la noche), con alteraciones en la producción de melatonina y desregulación del sistema nervioso central. Te recomiendo revisar tus niveles si te notas también con falta de aire, fatiga, palidez y mareos.

- La menopausia: durante esta etapa, los niveles de estrógenos y progesterona fluctúan y disminuyen significativamente. Estos cambios hormonales pueden contribuir al desarrollo de varios síntomas, incluido el insomnio. Llevar una dieta equilibrada, hacer ejercicio físico regular y el consumo de isoflavonas podría ayudar a reducir los síntomas y mejorar el descanso.

- La obesidad: el exceso de peso y la hipertensión se relacionan con apnea del sueño, un trastorno en el que la respiración se interrumpe repetidamente durante el sueño, lo que puede provocar despertares frecuentes y una mala calidad del sueño.

- Hipertiroidismo o hipotiroidismo: el desequilibrio de las hormonas tiroideas puede afectar la calidad del sueño, dificultando la conciliación y la profundidad y aumentando los despertares nocturnos. Si notas mucha fatiga, piel seca, problemas digestivos, incapacidad de perder peso, caída de cabello y uñas secas deberías revisar el funcionamiento de la glándula tiroidea con tu médico endocrino.

- Problemas digestivos: para producir melatonina necesitamos suficientes aminoácidos y vitaminas como el triptófano, el folato, la vitamina C, las vitaminas B6 y B3, y los minerales como el zinc. Si tenemos síntomas recurrentes de hinchazón abdominal, diarrea, reflujo gastroesofágico o dolor intestinal es probable que nuestra absorción esté afectada y nos esté afectando al descanso.

- Consumo excesivo de cafeína y exposición a pantallas: la cafeína es un potente estimulante, si tomamos más de una o dos tazas al día y somos sensibles a su efecto, es probable que tengamos problemas de insomnio. Por otro lado, la luz azul que emiten los dispositivos electrónicos puede conllevar una menor síntesis de melatonina, pues nuestro cerebro percibe que es de día.

Ahora que ya sabemos lo importante que es dormir, vamos a nombrar varios hábitos que podemos incorporar para optimizar nuestro descanso:

1. Evitar estimulantes. Existen personas que eliminan más lentamente los estimulantes como la cafeína, la teína o la teobromina del chocolate. Si tienes problemas para conciliar el sueño, te recomiendo que no tomes alimentos estimulantes a partir de las dos de la tarde.

2. No dormir más de veinte minutos de siesta. Estudios científicos demuestran que una siesta durante la tarde de no más de veinte minutos o un ciclo completo de sueño (noventa minutos) nos ayuda a aumentar el rendimiento, la memoria y creatividad. Eso sí, dormir siestas más largas regularmente puede tener efectos negativos en nuestro descanso nocturno.

3. Campos electromagnéticos (CEM). Los CEM generados por electrodomésticos, dispositivos electrónicos y redes inalámbricas han suscitado preocupación sobre sus efectos en la salud y el sueño. Algunos estudios sugieren que la exposición crónica a altos niveles de CEM puede alterar los patrones de sueño y la calidad del sueño en algunas personas sensibles. Sin embargo, la evidencia científica hasta ahora ha sido inconsistente. Algunas personas pueden ser más sensibles a la luz azul o a los CEM y experimen-

tar dificultades para conciliar el sueño o mantener un sueño reparador. Mantén los dispositivos electrónicos alejados de la cama y apaga los que no necesites mientras duermes (wifi, móvil, ordenador...).

4. Regular la exposición a la luz azul. Existen filtros que bloquean la luz azul de los dispositivos y también gafas bloqueadoras. Sin duda, si te vas a exponer a pantallas por la noche, trata de crear un ambiente adecuado en casa, como por ejemplo utilizando luces tenues, velas o incluso lámparas de luz roja.

5. Dormir a bajas temperaturas. La temperatura idónea para un buen descanso es entre 18 y 21 °C. El calor impacta negativamente en la calidad y cantidad de descanso.

6. Tomar magnesio. Un suplemento de 300/400 mg de magnesio confiere propiedades relajantes, especialmente en personas con ansiedad y tensión muscular.

7. Dormir con la boca cerrada. Las personas que no respiran por la nariz durante la noche se levantan con frecuencia para beber agua y orinar debido a la sensación de boca seca. Dormir con un esparadrapo hipoalergénico en la boca puede ayudar a un mayor descanso. En mi caso, es una de las estrategias que mejor me funciona.

8. No comer tarde. Te recomiendo cenar ligero dos horas antes de dormir, pues ir a la cama sin haber hecho antes la digestión te predispone a sufrir re-

flujo y acidez, además de una mayor sensación de hinchazón.

9. Ejercitarse. El ejercicio físico contribuye a un mayor gasto de energía y puede ayudar a regular el ciclo vigilia-sueño, además de regular el estrés y la circulación sanguínea.

A continuación, os muestro un ejemplo de cómo deberían ser nuestros horarios para mejorar el sueño:

- Acostarnos entre las diez y las once de la noche.
- Levantarnos entre las seis y media y las ocho y media de la mañana.
- Asegurar de siete a nueve horas de sueño por la noche.
- Conciliar el sueño rápidamente (en menos de quince minutos).
- No deberíamos despertarnos durante la noche.

Sin embargo, existen cronotipos que no encajan en estos patrones y que no comportan riesgos para la salud.

CRONOTIPO VERSUS RITMO CIRCADIANO

Aunque existe un patrón común, hay variantes genéticas que no coinciden con el ritmo circadiano estándar, pero no interfieren en el tiempo del sueño; es decir, hay personas que son más diurnas o nocturnas debido a sus genes, sin que esto tenga un impacto negativo en el cuerpo. A esto lo llamamos «cronotipos». Estas alteraciones genéticas no impactan negativamente en la calidad ni en la duración del sueño; sin embargo, estas personas tienen horas distintas de levantarse y acostarse y no es posible modificar tales genes.

Aunque todavía queda mucho por investigar sobre qué determina exactamente tu cronotipo, expertos del sueño como Alex Savy están de acuerdo en que estamos precondicionados genéticamente debido a alteraciones en el gen PER3.

La edad y la zona geográfica donde nos encontremos pueden impactar en el tipo de cronotipo que tenemos. Se postula que es también debido a que el ser humano ha sido cazador-recolector durante gran parte de su existencia y, para garantizar la seguridad del pueblo, algunas personas solían quedarse de noche a vigilar la aldea mientras el resto dormía, con lo que se piensa que tal adaptación genética podría deberse a las alteraciones horarias a las que el ser humano se tuvo que amoldar.

Este cronotipo difiere según el sexo. Se sabe que las mujeres tendemos a tener un patrón más matutino que el de los hombres (nos despertamos antes y tenemos mayor rendimiento por la mañana que por la noche); no obstante, este patrón parece igualarse con el de los hombres aproximadamente a la edad de cincuenta años. También los niños y adolescentes suelen despertarse más tarde (patrón más nocturno), pero a medida que crecen, el cronotipo suele cambiar hacia un patrón más matutino y nos levantamos y acostamos antes.

A menudo separamos a los individuos en madrugadores (o «alondras»), que prefieren acostarse y despertarse más temprano; vespertinos (o «búhos»), que prefieren acostarse y levantarse más tarde, e intermedios, que se encuentran entre los dos extremos. Aunque el hecho de acostarse tarde puede ser debido a unos malos hábitos del sueño, no es *per se* negativo y no debemos considerar que la persona nocturna tiene malos hábitos, pues es muy probable que tenga un cronotipo nocturno y sea más productiva por la noche.

¿De qué me sirve saber qué cronotipo tengo?

Los cronotipos aún no son una ciencia cierta, pues queda mucho por indagar. Sabemos que hay ciertos hábitos comunes que nos aportan un beneficio, como dormir siete-nueve horas, acostarse antes de las doce de la noche, dormir a temperaturas bajas... Sin embargo, el sistema de clasificación de cronotipos se utiliza para ayudar a comprender los horarios de sueño y productividad.

Aunque podemos modificar nuestros ritmos circadianos con buenos hábitos, como hemos mencionado anteriormente, el cronotipo no es una preferencia personal, sino que son nuestros genes quienes lo regulan. Así pues, conocer tu cronotipo te puede ayudar a aprovechar los momentos de más productividad y concentración y no tratar de ir en contra de tus ritmos naturales.

Por ejemplo, yo soy una persona diurna, soy mucho

más productiva y tengo más capacidad de concentración por las mañanas: si me levanto a las seis de la mañana, soy capaz de terminar tareas en la mitad del tiempo que si las hago a los ocho de la noche. De manera que, a nivel laboral y de estudios, si quiero optimizar mi tiempo, me levantaré antes para poder aprovechar mi mente en esas primeras horas del día y dejaré las tareas más difíciles para esas horas.

Sin embargo, hay personas que son mucho más eficientes por la noche: por la mañana les cuesta concentrarse y se notan menor capacidad cognitiva, pero en la vigilia se concentran mucho mejor y hacen sus tareas con más eficiencia.

Ser consciente de tu cronotipo puede ayudarte a saber cuál es el mejor momento para estudiar, qué horarios de trabajo te convienen más, cuándo entrenar... En definitiva, podrás aprovechar tus momentos de mayor lucidez y así incrementar tu potencial.

Según Michael Breus, psicólogo clínico estadounidense y experto en la higiene del sueño, los cronotipos se dividen en cuatro tipos: el león, el oso, el lobo y el delfín. Veámoslos por separado:

- El león: estas personas se despiertan temprano y son más productivas por la mañana, pero son las típicas que cancelan una cena con amigos a última hora o se duermen siempre viendo películas, pues no son muy nocturnos. El momento más productivo para ellos es entre las ocho y las doce de la mañana.

- El oso: según el doctor Breus, el cronotipo de oso representa aproximadamente el 55 por ciento de la población. Las personas con este cronotipo intermedio tienden a seguir al sol. Les va bien tener los horarios de oficina tradicionales, pero no tienen problemas para mantener una vida social por las noches. Suelen ser muy productivos entre las diez de la mañana y las dos de la tarde.

- El lobo: el cronotipo de lobo es equivalente a la clásica ave nocturna y se cree que representa aproximadamente el 15 por ciento de la población. Es más productivo entre las cinco de la tarde y las doce de la noche.

- El delfín: supone el 10 por ciento de la población. Los delfines tienen dificultades para despertarse por la mañana y también para dormirse, y tienen mayor necesidad de realizar pequeñas siestas de veinte minutos, pero una vez que se ponen en marcha, su productividad y creatividad (que tienen mucha) alcanza el punto máximo a media mañana. Entre las tres de la tarde y las nueve de la noche son más productivos que por la mañana.

Conocer tu cronotipo puede ayudarte a comprenderte mejor y a sacar el mejor provecho a tu día a día.

- El descanso es una pieza clave en la longevidad y la prevención del envejecimiento prematuro.

- El cerebro se limpia por la noche gracias al sistema glinfático, la cronodisrupción lo inflama y promueve la neurodegeneración.

- La falta de descanso podría estar implicada en el aumento de la obesidad y la resistencia a la insulina.

- Conocer tu cronotipo te ayudará a explotar tu potencial y a comprenderte mejor.

6

EL PODER DE LOS BAÑOS DE BOSQUE

Para tratar la tristeza profunda, ve a la naturaleza. Para encontrarte a ti mismo, ve a la naturaleza. Para experimentar paz y felicidad, ve a la naturaleza.
Tan a menudo como puedas.

Erwan Le Corre

La naturaleza como bálsamo

Se han realizado muchos estudios sobre los efectos de la naturaleza en la salud del ser humano, pues se ha observado que exponerse a los entornos naturales comporta beneficios en la percepción de dolor, en la inflamación y la salud mental. También se ha observado que puede contribuir a la reducción de la presión arterial, a fortalecer el sistema inmunológico, y a mejorar sueño, la concentración y la reducción de la ansiedad.

Un estudio muy curioso hecho en Pennsylvania durante 1972 y 1981 evaluó el impacto de la naturaleza en la recuperación de pacientes enfermos. En el estudio se compararon aquellos pacientes que tenían vistas a la naturaleza, en este caso árboles, con los que tenían vistas urbanas, concretamente un muro. Los pacientes que observaban los árboles del parque presentaron una recuperación poscirugía más rápida, hicieron menos comentarios negativos y tenían una percepción del dolor menor, lo que comportó un menor uso de analgésicos. En cambio, los que tenían vistas a un muro experimentaron una recuperación más lenta y una mayor percepción de dolor.

No es, entonces, una coincidencia que se recomiende tener más espacios verdes en los hospitales, así como también parques en las ciudades, pues puede contribuir al bienestar mental de los habitantes, además de ayudar a reducir los niveles de polución.

En otro estudio muy interesante del *International Journal of Environmental Research and Public Health* se descubrió que incluso la misma observación de imágenes de la naturaleza, como fotografías del mar, montañas, árboles..., ayudaba a reducir los niveles de cortisol. Especialmente, en ambientes de trabajo con alto estrés, mejora el estado de ánimo general y aumenta la sensación de relajación, calma y productividad.

Este efecto no es cuestión de magia, hemos evolucionado de la mano con la naturaleza: el ser humano ha pasado la mayor parte de su existencia en contacto con ella a diario, hasta hace relativamente poco. ¡Cómo no la vamos a necesitar!

Piensa en ese momento en el que vas a la montaña, un día en el que recién acaba de llover, respiras el olor a tierra mojada, tocas las flores, caminas descalzo y observas las hojas y oyes a los pájaros cantar. ¿Cómo te hace sentir? Yo, por ejemplo, me siento como en casa, siento paz, los pensamientos negativos se desvanecen y no puedo parar de fijarme en los detalles. ¿Por qué pasa esto? Vamos a verlo.

SHINRIN-YOKU: TERAPIA DE BOSQUE

Para entender el impacto de la naturaleza en el ser humano, debemos viajar a Asia, concretamente a Japón. La práctica de utilizar la naturaleza como herramienta medicinal se originó en Japón en los años ochenta del siglo xx como respuesta a la vida moderna, tan estresante y desconectada de la naturaleza. Esta práctica terapéutica consiste en sumergirse conscientemente en la naturaleza y conectar con ella de manera profunda y sensorial.

En Japón, el Ministerio de Agricultura, Silvicultura y Pesca desarrolló el concepto de «shinrin-yoku», o «baño en el bosque», en 1982 con el objetivo «tomar contacto y absorber la atmósfera del bosque».

Bañarse en el bosque o en la naturaleza significa disfrutar de ella, no solamente observarla y tomar fotos. Bañarse en el bosque significa conectar con tus cinco sentidos: oler las flores, saborear los frutos silvestres, apreciar los árboles altos e imponentes, escuchar sonidos de la naturaleza a tu alrededor. Sentir el bosque.

El concepto está inspirado en prácticas budistas ancestrales y en el sintoísmo, una religión nativa de Japón que venera los espíritus de la naturaleza. De hecho, en Persia, hace dos mil quinientos años, Ciro el Grande construyó intuitivamente exuberantes jardines verdes en la poblada capital urbana de cara mejorar la salud humana y promover una sensación de «calma» en una ciudad ocupada. Estos conocimientos han llevado a los científicos a investigar los beneficios de la naturaleza en la salud moderna. Los hallazgos actuales afirman lo que los humanos saben intuitivamente: la naturaleza tiene grandes beneficios para el cerebro humano y esto se muestra a través de una mayor felicidad, mayor sentimiento de propósito en la vida y una mejoría de la salud/bienestar y cognición. Por supuesto, esto contribuirá a una mayor longevidad y a un envejecimiento saludable.

Otro ejemplo del uso de los baños de bosque es el Servicio Forestal de Corea: el primer bosque terapéutico de árboles Hinoki, creado en 2009, tuvo tanto éxito que se han creado muchos otros, además de ir acompañado de un programa de medicina forestal llamado Jangsong.

El programa de Jangsong es uno de los programas de medicina forestal más ambiciosos del mundo, y, de hecho, la Asamblea Nacional de Corea promulgó la Ley de Promoción del Bienestar Forestal en 2015 para proporcionar una base institucional con el objetivo de promover los «servicios de bienestar forestal» sistemáticos personalizados por etapa de la vida, desde la infancia hasta la vejez. Estas actividades incluyen, entre otras, servicios culturales, recreativos, educativos y terapéuticos en treinta y cuatro bosques curativos nacionales. Desde entonces, el número total de bosques terapéuticos públicos y nacionales ha aumentado exponencialmente de cinco en 2015 a treinta y dos en 2020. Pero ¿por qué hay tanto interés en utilizar la naturaleza como estrategia terapéutica? ¿Hay alguna evidencia científica?

LAS FITONCIDAS, EL IDIOMA DE LOS ÁRBOLES

Los beneficios de los baños de bosque podrían tener varias explicaciones: una reducción de la exposición a la polución, efectos antiinflamatorios por el contacto con la tierra, una mayor exposición solar y por el mismo ejercicio físico que se realiza durante el paseo.

Y no solamente esto, varios estudios realizados por un centro de investigación forestal y de productos forestales en Japón, a finales de los años setenta y ochenta, descubrieron una de las causas de las propiedades terapéuticas de la naturaleza: los fitoncidas. El director de la Sociedad Japonesa de Medicina Forestal, doctor Quing Li, médico e inmunólogo, explica que estos compuestos son producidos por árboles vivos como agentes defensivos contra hongos, insectos o bacterias y como herramienta de señalización. La exposición regular del ser humano a fitoncidas se ha asociado con una mejoría en el estado de ánimo, en la función inmunológica y la regulación de la presión arterial. En síntesis, su sistema defensivo podría ayudar al nuestro.

Estos compuestos volátiles son liberados por los árboles y también por algunas plantas. Al ser inhalados por el ser humano, pasan a la sangre contribuyendo en parte a un aumento significativo de la concentración en sangre de las células NK *(natural killer)*, nuestra primera línea de defensa, potenciando el sistema inmunitario. El segundo mecanismo de los fitoncidas es la reducción y disminución de las hormonas del estrés.

Algunas plantas como el tomillo, la lavanda o el eucalipto pueden cultivarse en el interior de casa y también liberan fitoncidas.

EFECTOS NOCIVOS DE LA POLUCIÓN

Otros beneficios de los baños de bosque podrían también explicarse debido a la menor exposición a la polución.

Vivimos actualmente rodeados de sustancias químicas liberadas en el aire, el agua y el subsuelo, y especialmente en las ciudades es donde se concentran grandes cantidades de contaminantes del aire relacionados con el tráfico (TRAP).

El exceso de exposición a los TRAP se asocia positivamente con un mayor riesgo de mortalidad por todas las causas con una mayor predisposición a desarrollar enfermedades mentales y el desarrollo de alergias y asma, entre otros.

De hecho, vivir en un área de 300 m de una carretera interestatal se asocia con un aumento de tres veces en las probabilidades de tener asma, mientras que vivir en un área a 300 m de distancia de una carretera se asocia con un 47 por ciento de probabilidades de sufrir esa misma enfermedad.

Y es que el dióxido de nitrógeno derivado de los combustibles induce la nitración de alérgenos y favorece las respuestas de T helper 2 (Th2), lo que se traduce en una mayor alergenicidad del polen en áreas contaminadas y un mayor riesgo para la salud humana. Esta alteración del sistema inmune y estrés oxidativo provocado por los contaminantes se relaciona con una mayor incidencia de enfermedades autoinmunes como lupus, artritis reumatoide, enfermedad inflamatoria intestinal, osteoartritis o esclerosis múltiple.

No es poco frecuente encontrarnos en la consulta que niños, cuyos padres decidieron abandonar la ciudad para ir a vivir a zonas rurales, dejaron de sufrir episodios asmáticos por completo, un hecho que la ciencia ya ha estudiado y validado en múltiples estudios.

No es entonces extraño que pasar tiempo en espacios verdes y lejos de las áreas urbanas comporte beneficios debido a una menor exposición a los TRAP.

Si vivimos en la ciudad, sería recomendable vivir lejos de las áreas con más índices de polución. También pasear por parques en la ciudad, por ejemplo, puede reducir la exposición a los contaminantes en cierta medida. Los parques urbanos suelen tener árboles, césped y vegetación que pueden ayudar a filtrar el aire y reducir la concentración de contaminantes atmosféricos. Estos elementos naturales pueden absorber partículas contaminantes, como polvo, humo, polen y algunos gases nocivos, mejorando así la calidad del aire en el área del parque.

Además, los parques suelen ser áreas abiertas con mayor ventilación, en comparación con las calles y las zonas urbanas congestionadas. Al estar rodeados de espacios verdes, los parques pueden proporcionar una especie de barrera natural contra el tráfico y otras fuentes de contaminación cercanas. Esto significa que los visitantes del parque pueden respirar aire más limpio y fresco, en comparación con las áreas más urbanizadas.

Por supuesto, a mis pacientes les recomiendo que, siempre que puedan, vayan regularmente de paseo o de excursión a un entorno natural, pues ayuda a calmar el sistema nervioso y a reducir los niveles de inflamación.

EL SOL, TU MEJOR VITAMINA

La exposición solar moderada y responsable tiene muchísimos beneficios para la salud por varias razones, una de ellas es que cuando la piel se expone a la radiación ultravioleta B (UVB) del sol, nuestro cuerpo sintetiza la vitamina D necesaria.

La vitamina D es una vitamina liposoluble esencial para la absorción de calcio, el mantenimiento de huesos y dientes saludables, un sistema inmunológico competente y una buena regulación del azúcar en sangre, entre otros. La concentración óptima es de 40-60 ng/mL (100-150 nmol/L), y en un análisis de sangre regular podemos analizarla. Si estás por debajo, necesitarás exponerte más a la luz solar o tomar un suplemento.

La vitamina D se produce en la piel cuando esta se expone a la radiación ultravioleta B (UVB) del sol. La radiación UVB desencadena una serie de reacciones en la piel que convierten el colesterol presente en las células de la piel en vitamina D3, también conocida como colecalciferol. Aproximadamente, el 80 por ciento de la vitamina D que el cuerpo necesita se sintetiza de esta manera.

Una vez que la vitamina D3 se ha sintetizado en la piel, es convertida en su forma activa en el hígado y los riñones. Sin embargo, también es posible obtener vitamina D a través de la dieta, pero tan solo representa el 20 por ciento del suministro total de vitamina D en el organismo, y, por lo tanto, no podemos depender únicamente de la ingesta, pues sería insuficiente. Además, hay personas que no tienen una buena absorción intestinal, lo que puede comportar una menor absorción de la vitamina que procede de los alimentos.

Es importante tener en cuenta que la síntesis de vitamina D en la piel puede verse afectada por varios factores como la obesidad, la latitud, la contaminación, la hora del día, la pigmentación de la piel, el uso de fármacos, el protector solar o incluso el déficit de minerales clave para su síntesis, como es el magnesio.

A partir de los 37 grados de latitud, tanto al norte como al sur del ecuador, la síntesis de vitamina D en la piel es limitada durante los meses de invierno. Esto significa que las personas necesitarán, sí o sí, suplementarse.

En otros casos, los bajos niveles de vitamina D pueden ser debidos a la genética, pues algunos polimorfismos afectan a la síntesis de vitamina D. Estas personas deberán obtenerla a través de la dieta y suplementos. Te recomiendo revisar anualmente tus niveles de 25-hidroxicolecalciferol, especialmente en invierno.

La cantidad de vitamina D necesaria dependerá de muchos factores, pero en general los adultos de diecinueve a setenta años de edad requieran al menos 600 UI/día de vitamina D para maximizar la salud ósea y la función muscular. Las personas mayores de setenta años necesitan al menos 800 UI/día, pues tienen una mayor necesidad, especialmente para mantener la salud ósea.

Tiempo de exposición al sol

La dosis mínima de eritema (MED, por sus siglas en inglés) se refiere a la cantidad mínima de radiación ultravioleta (UV) necesaria para producir un enrojecimiento de la piel conocido como eritema. El eritema es una respuesta inflamatoria de la piel debido a la exposición excesiva a los rayos UV y a la que no queremos llegar.

Exponerse a una dosis mínima de eritema equivaler a ingerir de 4.000 / 6.000 UI de vitamina D. ¡Es muchísimo! Sin embargo, no es necesario llegar a sufrir quemaduras para conseguir los beneficios del sol; exponiéndonos al 50 por ciento de nuestro MED ya conseguimos de 2.000/3.000 UI, que son cantidades muy superiores a las que necesitamos.

Así pues, conocer nuestro fototipo (tipo de piel) nos ayudará a conocer nuestro MED, y por lo tanto sabremos el tiempo necesario y seguro que podemos exponernos al sol para conseguir nuestro aporte diario de vitamina D sin quemarnos. En la siguiente tabla se incluyen los minutos de exposición necesarios para producir dichas dosis en las horas centrales del día por estación según el fototipo:

Fototipo	Mínima dosis eritema (mJ/cm^2)	Eritema Tiempos de exposición (minutos)		Mínima dosis vitamina D (mJ/cm^2)	Vitamina D Tiempos de exposición (minutos)	
		Verano	Invierno		Verano	Invierno
I	20	21	64	3,7	6	17
II	25	26	80	4,7	7	21
III	30	32	96	5,6	8	25
IV	45	48	144	8,4	13	38
V-VI	> 60	64	192	> 11	17	51

Figura 20: Tabla de recomendaciones sobre la exposición solar máxima segura según el tipo de piel. Fuente: Academia Española de Dermatología y Venerología.

Fototipo:
- I: siempre se quema, nunca se broncea.
- II: siempre se quema, a veces se broncea.
- III: a veces se quema, generalmente se broncea.
- IV: nunca se quema, siempre se broncea.
- V: nunca se quema, piel café oscura.
- VI: nunca se quema, piel negra.

Por ejemplo, una persona con piel tipo I, en verano no es recomendable que se exponga más de veintiún minutos sin protección; no obstante, en invierno podrá exponerse hasta sesenta y cuatro minutos. En verano, con seis minutos tendría suficiente para sintetizar la dosis necesaria de vitamina D y diecisiete minutos en invierno. Sin embargo, una persona con una piel tipo V puede estar una hora al sol sin quemarse y necesitaría media hora para conseguir la cantidad suficiente de vitamina D; en invierno podría estar hasta tres horas sin sufrir eritema, pero necesitará un mínimo de cincuenta y un minutos de exposición para conseguir los niveles mínimos de vitamina D.

Por supuesto, hay otros factores previamente mencionados que influenciarán en la cantidad de vitamina D, como la latitud, si hay nubes o no (bloquean la mayor cantidad de radiación UVB) o del hardening o «acostumbramiento solar». El acostumbramiento solar, a veces también conocido como «endurecimiento», se refiere a la exposición gradual y controlada a la radiación solar para ayudar a desarrollar una tolerancia a los efectos dañinos del sol, como las quemaduras solares. Al exponerse gradualmente a la radiación solar, la piel puede desarrollar un bronceado y aumentar su producción de melanina, el pigmento que ayuda a proteger contra el daño de la radiación UV. Esto puede ayudar a reducir el riesgo de quemaduras solares y el daño cutáneo relacionado con la exposición solar excesiva.

Usar un protector solar con un factor de protección solar 30 reduce la síntesis de vitamina D en la piel en más de un 95 por ciento. Es decir, si tomas el sol siempre con crema protectora, en ningún momento tu cuerpo podrá sintetizar la suficiente cantidad de vitamina D y viviremos en déficit, como prácticamente la mitad de los españoles. ¿Esto significa que no debo usar protección solar? No, no polaricemos. Debemos saber que, en el ser humano, una exposición prolongada a la radiación solar UV puede producir efectos agudos y crónicos en la salud de la piel, los ojos y el sistema inmunitario. Las quemaduras solares son los efectos agudos más conocidos de la exposición excesiva a la radiación UV. A largo plazo, este daño acumulativo produce cambios a nivel celular en cada una de las diferentes capas de la piel, del tejido fibroso y de los vasos sanguíneos, que se puede traducir más tarde en el envejecimiento prematuro de la piel o, en el peor de los casos, en un cáncer de piel, que se manifiesta con tumores, manchas, úlceras o lunares. La radiación UV puede producir también reacciones oculares de tipo inflamatorio, como la queratosis actínica.

Exponerse o no al sol

Hay pacientes que, después de advertirlos sobre los peligros de la exposición al sol, me preguntan: «Maria, no me queda claro, ¿me expongo o no?». Personalmente, recomiendo que en verano tomes los minutos mínimos para sintetizar la cantidad mínima de vitamina D según tu tipo de piel y, *a posteriori*, apliques una crema solar libre de disruptores endocrinos a base de aceite de oliva u óxido de zinc y que te mantengas en la sombra.

Se sabe que las clásicas cremas solares contienen derivados del petróleo altamente contaminantes y perjudiciales para la salud. Un estudio reciente de los investigadores del Instituto de Diagnóstico Ambiental y Estudios del Agua (IDAEA-CSIC) ha encontrado hasta once compuestos químicos procedentes de cremas solares y cosméticos en los cordones umbilicales de los bebés. Estos compuestos son carcinógenos y podrían afectar negativamente a tu sistema nervioso y al del infante. Además, algunos estudios han sugerido que los filtros UV utilizados en las cremas solares, como la oxibenzona y el octinoxato, pueden ser tóxicos para los corales y otros organismos marinos en concentraciones elevadas. Estos compuestos pueden contribuir al blanqueamiento de los corales y dañar su ADN, entre otros efectos negativos para el medio ambiente.

Te dejo una lista de los nombres que no queremos leer en un protector solar: Benzophenone (seguida de un número), Camphor Benzalkonium Methosulfate, Octocrylene, Butyl Methoxydibenzoylmethane, Drometrizole Trisiloxane, Ethylhexyl Methoxycinnamate, Ethylhexyl Triazone, Homosalate, Isopropyl Dibenzoylmethane, PEG, PPG, Polyehtylene, Ceteareth, Ceteth, Hydroxypropyl o la terminación «-eth», Diethyl Phthalate, Dimethyl Phthalate.

Te recomiendo que escojas una crema a base de óxido de zinc con componentes hidratantes y antioxidantes como la manteca de karité, aceite de jojoba, aceite de coco, aceite de oliva virgen extra, caléndula, aloe vera o vitamina E.

Por otro lado, en invierno a algunas personas les es difícil, por el clima, la latitud y el horario de trabajo, exponerse a la dosis mínima. A estas personas les recomiendo suplementarse con 2.000 UI/d de vitamina D. En casos de déficit, será recomendable tomar cantidades superiores, ajustadas y supervisadas por un profesional. Por ejemplo, para elevar el nivel de 25(OH)D en la sangre por encima de 30 ng/mL, se pueden requerir al menos 1.500-5.000 UI/d de vitamina D diaria.

En resumen, si no nos exponemos al sol, recomiendo tomar la suplementación en dosis fisiológicas (1.000 UI a 2.000 UI) por la mañana para maximizar su absorción y siempre con la comida. Al ser una vitamina liposoluble (que es soluble en grasa), será más fácil que se absorba si la acompañamos con un desayuno rico en grasas, como por ejemplo con huevo, aguacate, pipas de calabaza o nueces.

También te recomiendo incorporar diariamente alimentos altos en vitamina D, especialmente en invierno, cuando la exposición solar es menor. Por ejemplo, 100 g de salmón salvaje contienen la cantidad diaria mínima de vitamina D, 800 UI; tres huevos contienen prácticamente 900 UI, y se estima que el aceite de hígado de bacalao contiene alrededor de 1.360 UI de vitamina D por cada cucharada de 15 mL. Otros alimentos con alta cantidad de vitamina D son la caballa, las sardinas enlatadas, el hígado de ternera, el queso gruyer o las setas maitake.

La vitamina D y la vitamina K

¿Cuándo debemos acompañar la vitamina D con vitamina K? La vitamina D3 y la vitamina K2 son dos nutrientes esenciales que desempeñan roles importantes en la salud ósea y en otros procesos fisiológicos. Aunque son dos vitaminas distintas, se ha observado que trabajan de manera sinérgica en el organismo, lo que significa que su combinación puede tener beneficios adicionales.

La vitamina K se encuentra en varias formas: K1, K2. La forma activa es la K2 o menaquinona 7. Tiene un papel importantísimo en la fijación del calcio en los huesos, pues esta vitamina hace que el calcio que tenemos en la sangre circulando no se quede en el endotelio vascular, sino que se fije en el hueso, que es donde nos interesa que vaya.

Podemos encontrar vitamina K2 en vegetales verdes y en alimentos fermentados como el natto o el tempeh. Te interesará saber que obtenemos la mayor parte de esta vitamina a partir de tus bacterias del intestino, una razón más para cuidar tu microbiota y tu sistema digestivo.

Aquí te resumo algunas razones por las que se recomienda tomar vitamina D3 con K2:

1. Metabolismo del calcio: la vitamina D3 es crucial para la absorción y utilización adecuada del calcio en el cuerpo. Sin vitamina D3 suficiente, el calcio no se absorbe eficientemente en el intestino y, como resultado, puede haber deficiencia de calcio en el organismo. La vitamina K2, por su parte, ayuda a di-

rigir el calcio absorbido hacia los lugares donde es requerido.

2. Salud ósea: tanto la vitamina D3 como la vitamina K2 desempeñan un papel fundamental en la salud ósea. La vitamina D3 ayuda en la absorción del calcio, mientras que la vitamina K2 ayuda a activar proteínas que regulan la mineralización ósea. Juntas contribuyen a la formación y el mantenimiento de huesos fuertes y saludables.

3, Salud cardiovascular: la combinación de vitamina D3 y K2 puede tener beneficios para la salud cardiovascular. La vitamina D3 está asociada con la reducción de la presión arterial y la mejora de la función arterial, mientras que la vitamina K2 ayuda a prevenir la acumulación de calcio en las arterias, lo que puede reducir el riesgo de enfermedades cardiovasculares.

Muchos suplementos de vitamina D vienen acompañados de vitamina K2; sin embargo, yo lo considero especialmente importante en caso de:

- Tomar cantidades superiores a 2.000 UI/d.
- Osteoporosis.
- Menopausia.
- Lesiones osteomioarticulares.
- Rigidez arterial.
- Hipertensión.
- Déficit de vitamina D.

Maximizar la síntesis de vitamina D con magnesio

Otro truco para ayudar a maximizar la síntesis de vitamina D es acudir al magnesio. El magnesio y la vitamina D son dos nutrientes esenciales que trabajan en sinergia y que son necesarios para las funciones fisiológicas de varios órganos. De hecho, el magnesio ayuda a activar la vitamina D, que como hemos dicho regula la homeostasis del calcio y del fosfato y, por lo tanto, regula el mantenimiento de los huesos.

Todas las enzimas necesarias para la síntesis de vitamina D necesitan magnesio para funcionar correctamente. Si tienes síntomas como fatiga, irritabilidad, ansiedad, náuseas, espasmos musculares, calambres, dolor de cabeza y arritmias, te cuesta subir tus niveles de vitamina D o tienes problemas para dormir, es posible que tengas un déficit de magnesio.

Se estima que casi el 50 por ciento de la población tiene déficit de este mineral, pues el cuerpo lo utiliza para más de doscientas enzimas distintas y sus niveles pueden verse comprometidos cuando pasamos largas temporadas de estrés.

Así pues, para llegar a los 400 mg diarios te recomiendo aumentar tu ingesta de magnesio a través de la alimentación, aportando semillas de calabaza, almendras, frijoles negros, espinacas, aguacate, quinoa, avena, anacardos o cacao con frecuencia, pues tienen un alto contenido de este preciado mineral.

Otra manera de asegurar el aporte diario es a través de

la suplementación. La forma óptima para su absorción es el bisglicinato, el citrato o el treonato de magnesio, en dosis de 300 a 600 mg. Dosis más altas podrían provocar náuseas, vómitos o efectos laxantes.

Otros datos sobre la exposición solar

La exposición solar no solo nos beneficia por la vitamina D, sino que mejora el estado de ánimo, pues exponerse a la luz del sol promueve la liberación de endorfinas, las llamadas «hormonas de la felicidad». Estas hormonas pueden mejorar el estado de ánimo, reducir los niveles de estrés y promover una sensación de bienestar general.

Por otro lado, la exposición a la luz solar ayuda a regular nuestro ritmo circadiano, regulando también el ciclo de sueño-vigilia. La luz solar durante el día ayuda a mantener un ritmo circadiano fisiológicamente saludable, lo que puede mejorar la calidad del sueño y aumentar la energía durante el día.

Por supuesto, estamos hablando de una exposición controlada. Muchas personas me dicen alarmadas que tienen miedo a exponerse al sol pensando que le provocará un cáncer de piel. Como siempre, nos encantan los extremos. Entre tomar el sol durante ocho horas seguidas sin protección a tener miedo al sol, existe un punto medio.

Mediante resonancias magnéticas funcionales las investigaciones han podido demostrar que observar vistas bonitas activa la parte anterior de la circunvolución del parahipocampo, donde abundan receptores opiáceos. Estos están conectados con las células cerebrales del sistema de recompensa de la dopamina, potenciando sensaciones de bienestar y positividad.

Otra forma de potenciar los beneficios de la naturaleza es realizando grounding o conexión con la tierra. Grounding simplemente significa «volver a conectar el cuerpo humano a la carga eléctrica superficial natural y sutil de la tierra», una actividad sin esfuerzo que influye sistémicamente en la función bioeléctrica básica del cuerpo. Hacerlo podría reducir la inflamación, el dolor y el estrés, mejorar el sueño, el flujo sanguíneo y el retorno linfático/venoso al corazón, produciendo así un mayor bienestar.

El grounding, o «conexión con la tierra», se refiere al contacto directo de la piel con la superficie de la tierra, por ejemplo, con las manos o los pies descalzos. Los informes subjetivos de que caminar descalzo sobre la tierra mejora la salud y proporciona sentimientos de bienestar se pueden encontrar en la literatura y las prácticas de diversas culturas de todo el mundo.

El contacto con la tierra parece, además, mejorar el sueño, normalizar el ritmo de cortisol diurno y nocturno, reducir el dolor, reducir el estrés, cambiar la activación del sistema nervioso autónomo de simpático a parasimpático, aumentar la variabilidad de la frecuencia cardiaca, acelerar la cicatrización de heridas y reducir la viscosidad de la sangre.

ACTIVIDAD FÍSICA

Por supuesto, los paseos en la montaña implican que nos movamos, que ejercitemos nuestros músculos, que la sangre fluya mejor e irrigue nuestros órganos, proporcionándoles más oxígeno y nutrientes.

Caminar o hacer senderismo en terrenos montañosos es una buenísima forma de mejorar nuestra capacidad aeróbica. El terreno irregular y en pendiente de la montaña aumenta la intensidad de la actividad física, ayudando a fortalecer el corazón, mejorar la circulación sanguínea y aumentar la resistencia cardiovascular.

Al caminar en terrenos montañosos, se involucran una variedad de músculos para mantener el equilibrio y superar los obstáculos del terreno. Los músculos de las piernas, como los cuádriceps, los glúteos y los gemelos, se fortalecen al subir y bajar colinas y montañas.

Pasear por la montaña es una actividad física que ayuda a quemar calorías. El esfuerzo adicional requerido para subir colinas y caminar en terrenos desafiantes aumenta la tasa metabólica, lo que a su vez contribuye a la quema de calorías y al control del peso corporal.

Finalmente, también mejora el equilibrio y la coordinación. Caminar en terrenos montañosos requiere un mayor equilibrio y coordinación que caminar en superficies planas. Esto estimula los músculos estabilizadores y mejora la capacidad de respuesta y el control corporal.

Todos estos factores contribuyen al efecto antiinflamatorio de la naturaleza en el ser humano.

LLEVA LA NATURALEZA A TU CASA

No te agobies si no puedes acudir muchas veces a la semana al monte: se ha observado que dar paseos de al menos quince minutos en un área verde, como un parque, un bosque o incluso la playa, ofrece efectos positivos en frecuencia cardiaca, reduciendo los niveles de estrés y ansiedad. Incluso en otros estudios se ha observado que con tan solo observar desde una habitación un paisaje verde, ya se observa una reducción considerable de los niveles de cortisol medidos en saliva.

Otro truco para llevar la naturaleza a tu casa y obtener algunos de sus beneficios es colocar plantas y fotografías de paisajes en tu mesa de trabajo. La hiedra, la dracaena, la aloe vera, las gramíneas o el lirio de la paz son plantas de interior que ayudan a detoxificar el ambiente y proporcionan un estado de calma.

En el Centro de Ciencias del Medio Ambiente, la Salud y el Campo, de la Universidad de Chiba, en Japón, los investigadores midieron los niveles de oxihemoglobina, la proteína encargada de transportar oxígeno a los órganos en la corteza prefrontal de los participantes, mediante espectroscopía infrarroja mientras los participantes observaban tres plantas dracaena. Los resultados indicaron un aumento significativo en los niveles de oxihemoglobina respecto al grupo de control, demostrando así directamente los efectos de promoción de la salud asociados con las plantas en lo humanos.

Además, se ha demostrado que las plantas de interior mejoran el aprendizaje y tienen efectos positivos en el bienestar mental en espacios académicos, especialmente si hay poca luz natural. Hay múltiples estudios realizados. Por ejemplo, en la Universidad Tecnológica de Sídney, en Australia, se confirmó que las plantas de interior en las aulas podían mejorar el rendimiento académico de los estudiantes. En el estudio participaron trescientos cincuenta estudiantes y se colocaron tres plantas en las aulas de primaria de tres escuelas y estos realizaron exámenes académicos estandarizados, antes y después, pasadas seis semanas. Se detectó entre un 10 y un 14 por ciento de mejorías tanto en ciencias como en ortografía en las aulas con plantas.

Si te interesa este tema te recomiendo que leas el libro *Shinrin-yoku. El arte japonés de los baños de bosque.*

PARA NO OLVIDAR

No quisiera finalizar este capítulo sin recordar algo muy importante. En una sociedad tan hipermedicalizada como la nuestra, en la que estamos a la cabeza en el uso de antiinflamatorios y antidepresivos, deberíamos dar más valor a lo que algunos llaman de manera incorrecta y despectiva «medicina alternativa». A mí me gusta más llamarla «medicina integrativa», pues no es ninguna «alternativa», sino que complementa a la medicina convencional. La medicina integrativa defiende la búsqueda de la raíz en el tratamiento de las enfermedades y no en centrarnos únicamente en tratar los síntomas.

La medicina integrativa contempla el uso de la nutrición, el uso de suplementos naturales (esto no excluye la toma de medicación convencional en casos necesarios), el uso de terapias manuales, terapia psicológica y ejercicio físico que contribuyen a la mejora de la salud de las personas.

Y es que de alternativa no tiene nada, la ciencia respalda con miles y miles de estudios que la nutrición, la salud mental y un estilo de vida activo son fundamentales en la prevención y tratamiento de las enfermedades. ¡Cómo no vamos a tenerlo en consideración!

¿Qué sentido tiene prescribir antidepresivos y antiinflamatorios si la persona está comiendo alimentos que la inflaman? ¿Qué sentido tiene cronificar la toma de ansiolíticos y antidepresivos si la persona no acude a terapia psicológica? El futuro de la salud reside en la búsqueda de la raíz del problema y en la colaboración de profesionales sanitarios con el único objetivo de sanar al paciente, no tratar únicamente sus síntomas, pues el problema seguirá presente y probablemente encontrará otras vías de expresión de la enfermedad.

Por ejemplo, en la medicina tradicional china (MTC), que se ha utilizado durante siglos en China y se sigue aplicando, el enfoque principal es la prevención y el equilibrio del cuerpo, más que el tratamiento de enfermedades específicas. Los médicos tradicionales chinos suelen adoptar un enfoque holístico y buscan tratar las causas fundamentales del desequilibrio en el cuerpo, en lugar de simplemente abordar los síntomas. ¡Y les ha funcionado increíblemente bien durante siglos! Si tienes dolor y te prescriben ibuprofeno y paracetamol sin ir más allá, no estás en las manos correctas. Dejemos de parchear los síntomas y tratemos la raíz de una vez.

REFLEXIONES FINALES

Solo existe una medicina, y es aquella que cura, que previene la enfermedad y asegura una mejor calidad de vida.

El enfoque de la medicina del futuro debe ser la colaboración entre sanitarios y la combinación de terapias que apoyen el bienestar de las personas, ya sea a través de la medicina integrativa o en combinación con tratamientos convencionales de la medicina tradicional.

El abordaje terapéutico del futuro debe ser la práctica de aquella medicina en la que se escucha al paciente y se le educa, empoderándolo, para que así cada uno de nosotros podamos responsabilizarnos y ocuparnos de nuestra salud. Tenemos mucho más poder sobre la prevención de la enfermedad del que nos han hecho creer.

Apostemos por una medicina que no priorice simplemente el vivir más, sino el vivir mejor.

BIBLIOGRAFÍA

Adami, G., M. Pontalti, G. Cattani *et al.* (2022), «Association between long-term exposure to air pollution and immune-mediated diseases: a population-based cohort study», *RMD Open*, 8, e002055. <doi: 10.1136/rmdopen-2021-002055>.

Agranoff, B. W. y D. Goldberg (1974), *Lancet*, 2, pp. 1061-1066.

Aranow, C. (2011), «Vitamin D and the immune system», *Journal of Investigative Medicine*, 59 (6), pp. 881-886. <doi: 10.2310/JIM.0b013e31821b8755>. PMID: 21527855; PM-CID: PMC3166406.

Badida, P., A. Krishnamurthy y J. Jayaprakash (2023), «Meta analysis of health effects of ambient air pollution exposure in low- and middle-income countries», *Environmental Research*, 216 (Pt 4), p. 114604. <doi: 10.1016/j.envres.2022. 114604>. Epub 2022 Nov 12. PMID: 36375501.

Bager. P., J. Wohlfahrt y T. Westergaard (2008), «Caesarean delivery and risk of atopy and allergic disease: meta-analyses», *Clinical & Experimental Allergy*, 38 (4), pp. 634-642. <doi: 10.1111/j.1365-2222.2008.02939.x>. Epub 2008 Feb 11. PMID: 18266879.

Birks, M. (2007), «The benefits of salsa classes for people with depression», *Nursing Times*, 103, pp. 32-33.

Bischoff, S. C., *et al.* (2014), «Intestinal permeability-a new target for disease prevention and therapy», *BMC Gastroenterology*, 18, 14:189.

Bouchard, C., S. N. Blair y P. T. Katzmarzyk (2015), «Less Sitting, More Physical Activity, or Higher Fitness?», *Mayo Clinic Proceedings*, 90 (11), pp. 1533-1540. <doi: 10.1016/j. mayocp.2015.08.005>. Epub 2015 Oct 5. PMID: 26422244.

Braithwaite, I. M., S. Zhang, J. B. Kirkbride, D. P. J. Osborn y J. F. Hayes (2019), «Air Pollution (Particulate Matter) Exposure and Associations with Depression, Anxiety, Bipolar, Psychosis and Suicide Risk: A Systematic Review and Meta-Analysis», *Environmental Health Perspective*, 127 (12), p. 126002. <doi: 10.1289/EHP4595>. Epub 2019 Dec 18. PMID: 31850801; PMCID: PMC6957283.

Bray, G. A., W. E. Heisel, A. Afshin, M. D. Jensen, W. H. Dietz, M. Long, R. F. Kushner, S. R. Daniels, T. A. Wadden, A. G. Tsai, F. B. Hu, J. M. Jakicic, D. H. Ryan, B. M. Wolfe y T. H. Inge (2018), «The Science of Obesity Management: An Endocrine Society Scientific Statement», *Endocrine Reviews*, 39 (2), pp. 79-132. <doi: 10.1210/ er.2017-00253>. PMID: 29518206; PMCID: PMC5888 222.

Buettner, D. y S. Skemp (2016), «Blue Zones», *American Journal of Lifestyle Medicine*, 10 (5), pp. 318-321. <https://doi. org/10.1177/1559827616637066>.

Chun, M. H., M. Chang y S. J. Lee (2017), «The effects of forest therapy on depression and anxiety in patients with chronic stroke», *International Journal of Neuroscience*,

127 (3), pp. 199-203. <doi: 10.3109/00207454.2016.1170015>. Epub 2016 Apr 10. PMID: 27033879.

Collado, M. C., M. Cernada, C. Baüerl, M. Vento y G. Pérez-Martínez (2012), «Microbial ecology and host-microbiota interactions during early life stages», *Gut Microbes*, 3 (4), pp. 352-65. <doi: 10.4161/gmic.21215>. Epub 2012 Jun 29. Erratum in: *Gut Microbes*, 2014 Mar-Apr; 5 (2), pp. 271-272. PMID: 22743759; PMCID: PMC3463493.

Conteville, L. C., J. Oliveira-Ferreira y A. C. P. Vicente (2019), «Gut Microbiome Biomarkers and Functional Diversity Within an Amazonian Semi-Nomadic Hunter-Gatherer Group», *Frontiers in Microbiology*, 10. <https://doi.org/10.3389/fmicb.2019.01743>.

Cordain, L., L. Toohey, M. J. Smith y M. S. Hickey (2000), *British Journal of Nutrition*, 83 (3), pp. 207-217.

Costello, R. B., R. J. Elin, A. Rosanoff, T. C. Wallace, F. Guerrero-Romero, A. Hruby, P. L. Lutsey, F. H. Nielsen, M. Rodríguez-Morán, Y. Song, Y y L. V. Van Horn (2016), «Perspective: The Case for an Evidence-Based Reference Interval for Serum Magnesium: The Time Has Come», *Advances in Nutrition*, 7 (6), pp. 977-993. <doi: 10.3945/an.116.012765>. PMID: 28140318; PMCID: PMC5105038.

Dale, E., F. Ben Mabrouk y G. Mitchell (2014*)*, «Unexpected benefits of intermittent hypoxia: enhanced respiratory and nonrespiratory motor function», *Physiology*, 29 (1), pp. 39-48 (review).

Dean, J. D., C. G. McMahon, A. T. Guay, A. Morgentaler, S. E. Althof, E. F. Becher, T. J. Bivalacqua, A. L. Burnett, J. Buvat, A. El Meliegy, W. J. Hellstrom, E. A. Jannini, M. Maggi, A. McCullough, L. O. Torres, L. y M. Zitzmann (2015), «The

International Society for Sexual Medicine's Process of Care for the Assessment and Management of Testosterone Deficiency in Adult Men», *The Journal of Sexual Medicine*, 12 (8), pp. 1660-1686. <doi: 10.1111/jsm.12952>. PMID: 26081680.

Debiec, H., F. Lefeu, M. J. Kemper, P. Niaudet, G. Deschênes, G. Remuzzi, T. Ulinski y P. Ronco (2011), «Early-childhood membranous nephropathy due to cationic bovine serum albumin», *N Engl J Med.*, 2, 364 (22), pp. 2101-2110. <doi: 10.1056/NEJMoa1013792>. Erratum in: *The New England Journal of Medicine*, 2011 Aug 4; 365 (5), p. 477. Erratum in: *The New England Journal of Medicine*, 2014 Feb 27; 370 (9), p. 886. PMID: 21631322.

Detillion, C. E., T. K. Craft, E. R. Glasper, B. J. Prendergast y A. C. DeVries (2004), «Social facilitation of wound healing», *Psychoneuroendocrinology*, 29 (8), pp. 1004-1011. <doi: 10.1016/j.psyneuen.2003.10.003>. PMID: 15219651.

Dudek-Wicher, R., A. Junka, J. Paleczny y M. Bartoszewicz (2021), «Clinical Trials of Probiotic Strains in Selected Disease Entities», *International Journal of Microbiology*, 28; 2020: 8854119. <doi: 10.1155/2020/8854119>. Erratum in: *International Journal of Microbiology*, 2021 Feb 11: 7356890. PMID: 32565816; PMCID: PMC7292209.

Duffy, J. F. y C. A. Czeisler (2009), «Effect of light on human circadian physiology», *Sleep Medicine Clinics*, 4 (2), pp. 165.177.

Fernández, M. L. y A. G. Murillo (2022), «Is There a Correlation between Dietary and Blood Cholesterol? Evidence from Epidemiological Data and Clinical Interventions», *Nutrients*, 14 (10), p. 2168. <doi: 10.3390/nu14102168>. PMID: 35631308; PMCID: PMC9143438.

Frank, U. y D. Ernst (2016), «Effects of NO2 and Ozone on Pollen Allergenicity», *Frontiers in Plant Science*, 7, p. 91. <doi 10.3389/fpls.2016.00091>.

Gamble, K. L., D. Resuehr y C. H. Johnson (2013), «Shift work and circadian dysregulation of reproduction», *Frontiers in Endocrinology* (Lausanne), 4, 92. <doi: 10.3389/fendo.2013. 00092>. PMID: 23966978; PMCID: PMC3736045.

Golden, A. y C. Kessler (2020), «Obesity and genetics», *Journal of the American Association of Nurse Practitioners*, 32 (7), pp. 493-496. <doi: 10.1097/JXX.0000000000000447>. PMID: 32658169.

Hansen, M. M., R. Jones y K. Tocchini (2017), «Shinrin-Yoku (Forest Bathing) and Nature Therapy: A State-of-the-Art Review», *International Journal of Environmental Research and Public Health*, 14 (8), p. 851. <doi: 10.3390/ijerph 14080851>. PMID: 28788101; PMCID: PMC5580555.

Instituto Nacional de Estadística (citado el 22 de noviembre de 2021). <https://www.ine.es>.

Ispiryan, L., E. Zannini y E. K. Arendt (2022), «FODMAP modulation as a dietary therapy for IBS: Scientific and market perspective», *Comprehensive Reviews in Food Science and Food Safety*, 21 (2), pp. 1491-1516. <doi: 10.1111/1541-4337.12903>. Epub 2022 Feb 4. PMID: 35122383.

Jiménez, M. P., N. V. DeVille, E. G. Elliott, J. E. Schiff, G. E. Wilt, J.E. Hart y P. James (2021), «Associations between Nature Exposure and Health: A Review of the Evidence», *International Journal of Environmental Research and Public Health*, 18 (9), p. 4790. <doi: 10.3390/ijerph18094790>. PMID: 33946197; PMCID: PMC8125471.

Karatsoreos, I. N. (2012), «Effects of circadian disruption on mental and physical health», *Current Neurology and Neuroscience Reports*, 12 (2), pp. 218-225 (review).

Keys, A., A. Menotti, C. Aravanis, H. Blackburn, B. S. Djordevic, R. Buzina, A. S. Dontas, F. Fidanza, M. J. Karvonen, N. Kimura *et al.* (1984), «The seven countries study: 2,289 deaths in 15 years», *Preventive Medicine*, 13 (2), pp. 141-154. <doi: 10.1016/0091-7435(84)90047-1>. PMID: 6739443.

Le Bastard, Q., G. A. Al-Ghalith, M. Grégoire, G. Chapelet, F. Javaudin, E. Dailly, E. Batard, D. Knights, y E. Montassier, (2014), «Systematic review: human gut dysbiosis induced by non-antibiotic prescription medications», *Alimentary Pharmacology & Therapeutics*, 47 (3), pp. 332-345. <doi: 10.1111/apt.14451>. Epub 5 de diciembre de 2017. PMID: 29205415.

Lee, H. J., H. A. Macbeth y J. Pagani (2009), «Oxytocin: the great facilitator of life», *Progress in Neurobiology*, 88, pp.127-151.

Li, Q., M., M. Kobayashi, Y. Wakayama, H. Inagaki, M. Katsumata, Y. Hirata, K. Hirata, T. Shimizu, T. Kawada, B. J. Park, T. Ohira, T. Kagawa y Y. Miyazaki (2009), «Effect of phytoncide from trees on human natural killer cell function», *International Journal of Immunopathology and Pharmacology*, 22 (4), pp. 951-959. <doi: 10.1177/039463200902200410>. PMID: 20074458.

Li, S., S. A. Lear, S. Rangarajan *et al.* (2022), «Association of Sitting Time With Mortality and Cardiovascular Events in High-Income, Middle-Income, and Low-Income Countries», *JAMA Cardiology*, 7 (8), pp. 796–807. <doi:10.1001/jamacardio.2022.1581>.

Liao, Y., B. Xie, H. Zhang, Q. He, L. Guo, M. Subramanieapillai, B. Fan, C. Lu y R. S. McIntyre (2019), «Efficacy of omega-3 PUFAs in depression: A meta-analysis», *Translational Psychiatry*, 9 (1), p. 190. <doi: 10.1038/s41398-019-0515-5>. Erratum in: *Translational Psychiatry*, 2021 Sep 7; 11 (1).p. 465. PMID: 31383846; PMCID: PMC6683166.

Malosse, D., *et al.* (1992), *Neuroepidemiology*, 11 (4-6), pp. 304-312.

Mann, G. V., *et al.* (1964), «Cardiovascular disease in the Masai», *Journal of Atherosclerosis Research*, 4, pp. 289-312. <doi: 10.1016/s0368-1319(64)80041-7>. PMID: 14193818.

Matsuoka, L. Y., L. Ide, J. Wortsman, J. A. MacLaughlin y M. F. Holick (1987), «Sunscreens suppress cutaneous vitamin D3 synthesis», *The Journal of Clinical Endocrinology & Metabolism*, 64, pp. 1165-1168.

Menéndez Villalva, C., A. Montes Martínez, T. Gamarra Mondelo, C. Núñez Losada, A. Alonso Fachado y S. Bujan Garmendia (2003), «Influencia del apoyo social en pacientes con hipertensión arterial esencial [Influence of social support on patients with essential hypertension]», *Atención Primaria*, 15; 31 (8), pp. 506-513. Spanish. <doi: 10.1016/s0212-6567(03)70724-0>. PMID: 12765589; PMCID: PMC7681887.

Menigoz, W., T. T. Latz, R. A. Ely, C. Kamei, G. Melvin y D. Sinatra (2020), «Integrative and lifestyle medicine strategies should include Earthing (grounding): Review of research evidence and clinical observations», *Explore* (NY), 16 (3), pp. 152-160. <doi: 10.1016/j.explore.2019.10.005>. Epub 2019 Nov 14. PMID: 31831261.

Mínguez-Alarcón, L., *et al.* (2023), «Occupational factors and markers of testicular function among men attending a fertility center», *Human Reproduction*, 38 (4), pp. 529-536, <https://doi.org/10.1093/humrep/dead027>.

Momma, H., R. Kawakami, T. Honda y S. S. Sawada (2022), «Muscle-strengthening activities are associated with lower risk and mortality in major non-communicable diseases: a systematic review and meta-analysis of cohort studies», *British Journal of Sports Medicine*, 56 (13), pp. 755-763. <doi: 10.1136/bjsports-2021-105061>. Epub 2022 Feb 28. PMID: 35228201; PMCID: PMC9209691.

Monetini, L., F. Barone, L. Stefanini *et al.* (2003), *Journal of Endocrinology*, 176 (1), pp. 143-150.

Mueller, N. T., O. Noya-Alarcon, M. Contreras, L. J. Appel y M. G. Dominguez-Bello (2018), «Association of Age with Blood Pressure Across the Lifespan in Isolated Yanomami and Yekwana Villages», *JAMA Cardiology*, 3 (12), p. 1247. <https://doi.org/10.1001/jamacardio.2018.3676>.

Nelke, C., R. Dziewas, J. Minnerup, S. G. Meuth y T. Ruck (2019), «Skeletal muscle as potential central link between sarcopenia and immune senescence», *EBioMedicine*, 49, pp. 381-388. <doi: 10.1016/j.ebiom.2019.10.034>. Epub 2019 Oct 26. PMID: 31662290; PMCID: PMC6945275.

Nieman, K. M., B. D. Anderson y C. J. Cifelli (2021), «The Effects of Dairy Product and Dairy Protein Intake on Inflammation: A Systematic Review of the Literature», *Journal of American College Nutrition*, 40 (6), pp. 571-582. <doi: 10.1080/07315724.2020.1800532>. Epub 2020 Sep 1. PMID: 32870744.

Park, B. J., Y. Tsunetsugu, T. Kasetani, H. Hirano, T. Kagawa, M. Sato y Y. Miyazaki (2007), «Physiological effects of Shinrin-yoku (taking in the atmosphere of the forest) using salivary cortisol and cerebral activity as indicators», *Journal of Physiological Anthropology*, 26 (2), pp. 123-128. <doi: 10.2114/jpa2.26.123. PMID: 17435354>.

Park, Y. W. y G. F. W. Haenlein (2013), *Milk and Dairy Products in Human Nutrition*. Wiley Blackwell.

Pickering, G., A. Mazur, M. Trousselard, P. Bienkowski, N. Yaltsewa, M. Amessou, L. Noah y E. Pouteau (2020), «Magnesium Status and Stress: The Vicious Circle Concept Revisited», *Nutrients*, 12 (12), p. 3672. <doi: 10.3390/nu12123672>. PMID: 33260549; PMCID: PMC7761127.

Savvidis, C. y M. Koutsilieris (2012), «Circadian clocks, obesity and cardiometabolic function», *Diabetes, Obesity and Metabolism*, 17(Suppl. 1), pp. 84-89 (review).

— (2012), «Circadian rhythm disruption in cancer biology», *Molecular Medicine*, 18 (1), pp. 1249-1260. <doi: 10.2119/molmed.2012.00077>. PMID: 22811066; PMCID: PMC3521792.

Schoenfeld, J. D. y J. P. Ioannidis (2013), «Is everything we eat associated with cancer? A systematic cookbook review», *American Journal of Clinical Nutrition*, 97 (1), pp. 127-134. <doi: 10.3945/ajcn.112.047142>. Epub 28 de noviembre de 2012. PMID: 23193004.

Scott, E. (2015), «Circadian clocks, obesity and cardiometabolic function», *Diabetes, Obesity and Metabolism*, 17 (Supl. 1), pp. 84-89 (review).

Sharma, S., *et al.* (2019), «Gut microbiome and type 2 diabetes: where we are and where to go?», *Journal of Nutritional Biochemistry*, 63, pp. 101-108.

Sheh, A. y J. G. Fox (2013), «The role of the gastrointestinal microbiome in *Helicobacter pylori* pathogenesis», *Gut Microbes*, 4 (6), pp. 505-531.

Shele, G., J. Genkil y D. Speelman (2020), «A Systematic Review of the Effects of Exercise on Hormones in Women with Polycystic Ovary Syndrome», *Journal of Functional*

Morphology and Kinesiology, 5 (2), p. 35. <doi: 10.3390/jfmk
5020035>. PMID: 33467251; PMCID: PMC7739243.

Shin, S. P., *et al.* (2018), «A double blind, placebo-controlled,
randomized clinical trial that breast milk derived-*Lactobacillus* gasseri BNR17 mitigated diarrhea-dominant irritable
bowel syndrome», *Journal of Clinical Biochemistry and
Nutrition*, 62 (2), pp. 179-186.

Staudacher, H. M. y K. Whelan (2017), «The low FODMAP diet:
recent advances in understanding its mechanisms and efficacy in IBS», *Gut*, 66 (8), pp. 1517-1527. <doi: 10.1136/gutjnl-
2017-313750>. Epub 2017 Jun 7. PMID: 28592442.

Tempaku, P. F., J. Ramírez Arruda, D. R. Mazzotti, B. S. B. Gon-
çalves, M. Pedrazzoli, L. Bittencourt y S. Tufik (2017), «Cha-
racterization of bimodal chronotype and its association with
sleep: A population-based study», *Chronobiology International*, 34 (4), pp. 504-510. <doi: 10.1080/07420528.2017.1306707>.
PMID: 28426387.

Tette, F. M., S. K. Kwofie y M. D. Wilson (2022), «Therapeutic
Anti-Depressant Potential of Microbial GABA Produced
by *Lactobacillus rhamnosus* Strains for GABAergic Signa-
ling Restoration and Inhibition of Addiction-Induced
HPA Axis Hyperactivity», *Current Issues Molecular Biology*, 44 (4), pp.1434-1451. <doi: 10.3390/cimb44040096>.
PMID: 35723354; PMCID: PMC9164062.

Tran, M. D., R. G. Holly, J. Lashbrook y E. A. Amsterdam
(2001), «Effects of Hatha Yoga Practice on the Health-Re-
lated Aspects of Physical Fitness», *Preventive Cardiology*,
4 (4), pp. 165-170. <doi: 10.1111/j.1520-037x.2001.00542.x.
PMID: 11832673>.

Tremellen, K., N. McPhee, K. Pearce, S. Benson, M. Schedlowski y H. Engler (2018), «Endotoxin-initiated inflammation reduces testosterone production in men of reproductive age», *American Journal of Physiology-Endocrinology and Metabolism*, 314 (3), E206-E213. <doi: 10.1152/ajpendo. 00279.2017>. Epub Nov 28. PMID: 29183872; PMCID: PMC5899218.

Van den Berg, N., M. Rodríguez-Girondo, I. Van Dijk, R. Mourits, K. Mandemakers, A. Janssens, M. Beekman, K. Smith y P. Slagboom (2019), «Longevity defined as top 10 % survivors and beyond is transmitted as a quantitative genetic trait», *Nature Communications*, 10, 35.

Winer, S., *et al.* (2001), *The Journal of Immunology*, 166, pp. 4751-4756.

Zeraatkar, D., M. A. Han, G. H. Guyatt, R. W. M. Vernooij, R. El Dib, K. Cheung y B. C. Johnston (2019), «Red and Processed Meat Consumption and Risk for All-Cause Mortality and Cardiometabolic Outcomes», *Annals of Internal Medicine*, 171 (10), p. 703. <doi:10.7326/m19-0655>.

Zsolt Radak et al., «The systemic role of SIRT1 in exercise mediated adaptation», *Redox Biology*, v. 35, 2020.

«Para viajar lejos no hay mejor nave que un libro».

EMILY DICKINSON

Gracias por tu lectura de este libro.

En **penguinlibros.club** encontrarás las mejores
recomendaciones de lectura.

Únete a nuestra comunidad y viaja con nosotros.

penguinlibros.club

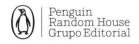

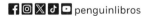